腎移植連絡協議会からの提言

心停止ドナーからの献腎を増やすには

編集
吉村 了勇
星長 清隆

日本臨床腎移植学会

腎移植連絡協議会
発言者一覧

司会者
　吉村　了勇　（京都府立医科大学大学院移植・再生外科学）
　星長　清隆　（藤田保健衛生大学）

発言者
　吉開　俊一　（国家公務員共済組合連合会新小倉病院脳神経外科）
　秋岡　清一　（近江八幡市立総合医療センター）
　山本　　登　（特定非営利活動法人日本移植者協議会前理事長）
　高原　史郎　（大阪大学医学部附属病院移植医療部）
　秋山　政人　（新潟県臓器移植推進財団臓器移植コーディネーター）
　窪山　道代　（全腎協：献腎移植体験者）
　絹川　常郎　（独立行政法人地域医療機能推進機構中京病院院長）

（以上，発言順）

本書の内容は，第48回日本臨床腎移植学会（学会長　両角國男，2015年2月4～6日，ウェスティンナゴヤキャッスル）の開催中に施行された腎移植連絡協議会での内容を，その後修正・加筆してまとめたものである．

序
― 腎移植連絡協議会からの提言 ―

　腎移植連絡協議会では，その時々の時事問題を中心に検討し，ある程度の結論的なことも出していければと思って毎年，理事長が企画して行っています．2014年末までのcadaveric donor（死体ドナー）件数を見ると，脳死下での臓器提供は年間約50人で頭打ちになり，現在横ばい状態です．一方，心停止下での臓器提供は年々減少しています．献腎だけ見ても，脳死下の腎臓提供は85人にまで増加しましたが，心停止下の臓器提供は，一時の3分の1に減っております．

　2014年7月に，臓器移植ネットワークが1,000人を対象にアンケートを実施し，その中に臓器提供の意思表示については，「している」が13％，「してみたい」が27％で，4割の方に臓器提供の意思がみられました．また，意思表示がみられた方の中で「脳死でも心停止後でも提供してよい」が61％，「心停止後だけ提供してよい」が30％でしたが，現在，この30％の掘り起こしがなかなかうまくいっていないのが現状と思われます．

　腎臓に関しましては確かに脳死下提供の方が摘出医にはストレスが少ないですが，一方で提供数が残ることは待機患者数から考えてデリケートであります．

　「心停止ドナーからの献腎を増やすには」ということで，脳外科の分野，また移植医の分野，韓国の状況，コーディネーターの立場，腎移植を受けられた患者さんの立場から，5人の演者の先生方をお招きしました．

京都府立医科大学大学院移植・再生外科学教授
日本臨床腎移植学会理事長
吉 村 了 勇

腎移植連絡協議会からの提言

心停止ドナーからの献腎を増やすには

目　次

開会のあいさつ　　　　　吉村了勇（京都府立医科大学大学院　　1
　　　　　　　　　　　　　　　　　　　移植・再生外科学）

1．人はいかにドナー候補になるのか　ドナー候補をいかに探すか
　　その密接な関係………………………………………………………　4
　　　　　　　吉開俊一（国家公務員共済組合連合会新小倉病院脳神経外科）

2．献腎移植の現況と献腎移植推進のために必要なこと
　　移植医の立場から……………………………………………………　14
　　　　　　　　　　　　秋岡清一（近江八幡市立総合医療センター）

3．わが国の献腎提供減少の背景と
　　臓器提供が著増する韓国から学ぶべきもの………………………　28
　　　　　　　　　　　　　　　　　星長清隆（藤田保健衛生大学）

4．献腎移植を増やすための取り組み………………………………　37
　　　　　　　秋山政人（新潟県臓器移植推進財団臓器移植コーディネーター）

5．移植を受けて………………………………………………………　51
　　　　　　　　　　　　窪山道代（全腎協：献腎移植体験者）

総合討論………………………………………………………………　55

開会のあいさつ

　吉村　腎移植連絡協議会では，その時々の時事問題を中心に皆さんと一緒に検討し，ある程度の結論的なことも出していければと思っています．今回は，日本全国的に心停止からの献腎が減っているのではないかということが大きな問題だと考えましたので，皆さんと一緒にこの問題について話し合いたいと思います．

　2014年末までのcadaveric donor（死体ドナー）件数を見ると，脳死下での臓器提供は年間約50人で頭打ちになり，現在横ばい状態です．一方，心停止下での臓器提供は年々減少しています．献腎だけ見ても，脳死下の臓器提供は一時85人にまで増加しましたが，心停止下の臓器提供は，一時の3分の1に減っており，このような現状を私は非常に憂いています．

　2014年7月に，臓器移植ネットワークが1,000人を対象にアンケートを実施し，その中に「臓器移植医療に関する情報を十分に得ていますか」という質問がありましたが，「あまりそう思わない」「そう思わない」の合計が約8割で，まだまだ情報提供が少ないという現状を物語っています．臓器移植の意思表示については，「している」が13％，「してみたい」が27％で，4割の方に臓器移植の意思がみられました．また，意思表示がみられた方の中で「脳死でも心停止後でも提供してよい」が61％，「心停止後だけ提供してよい」が30％でしたが，現在，この30％の掘り起こしがなかなかうまくいっていません．つまり，現在どのようなオプション提示が行われているのか，脳死での提供も，心停止での提供もある中，両方の提示が等しく行われているのか，なぜ心停止下での臓器提供が減っているのか，疑問に思ったのが今回のテーマの発端です．

　本日は，「心停止ドナーからの献腎を増やすには」というこ

とで，脳外科の分野，また移植医の分野，韓国の状況，コーディネーターの立場，腎移植を受けられた患者さんの立場から，5人の演者の先生方をお招きしました．

 よろしくお願いします．

心停止ドナーからの献腎を増やすには

人はいかにドナー候補になるのか
ドナー候補をいかに探すか
その密接な関係

吉開俊一*

増えない日本のドナー

　現在の，日本の心臓移植の待機者約350名全てに1.5年以内に心臓移植を行い，腎臓移植の待機者約1万2,700名全てに7〜8年以内に腎臓移植をするためには，人口100万人当たり年間で脳死ドナーが約1.9名，心停止ドナーが約4.9名，合わせて約6.8名，実数850名が必要になります．この目標数字は，2011年のドナーの世界統計の中では，韓国と台湾の間に該当します．

　次に，日本の過去の年間ドナー数を確認します．最多のドナー数は2006年と2011年の112名，2010年の113名で，昨年2014年はわずか77名にすぎません．

　私は，日本で従来の啓発方法が続けられる限り，年間ドナー総数は今後も過去最高の113名，DPM0.9を超えられず，先ほどの目標850名，DPM6.8名さえ，遠くはかない夢に終わると思っています．

　昨年，私が医学部の3年生に臓器提供の講義をした際，学生へ，腎臓提供が心停止下で可能であることを医学教育の前に知っていたか否かのアンケートを行いました．その結果，65％が「知らなかった」との回答で，この程度の啓発の現状では，日本の腎臓移植の未来は暗いままだと感じました．

　本発表では，人はいかに脳死ドナーになるのか，心停止ドナー候補と

---

*国家公務員共済組合連合会新小倉病院脳神経外科

は何か，そしてオプション提示の現場で，臓器提供に関するご家族の理解を深めるためにすべき課題について，お話ししたいと思います．

脳神経外科と移植医療の間の違和感

　身体の臓器の中で，脳だけは移植臓器にはなり得ません．移植専門医やコーディネーターの方々は，脳死をしばしば話題にされますが，脳のことをいったいどの程度ご存じなのか，私は少し心配しています．

　以下は，全て私の担当症例です．最初の症例は，重症頭部外傷により，頭部CTにて脳挫傷と急性硬膜下血腫が生じ，左脳を強烈に圧迫していることが分かります．緊急手術で頭皮を切開し，頭蓋骨を外し，強く緊張した硬膜を切開します．すると大量の硬膜下血腫が現れ，それを取り除き出血点を処置すると，大脳の表面が現れます．手術は一見成功したかに見えますが，術後も意識は戻りません．手術翌日，大脳と間脳の大部分が広範囲の脳梗塞となり，減圧開頭処置が意味をなさないほど腫れ上がっています（**図1**）．実は，脳挫傷と血腫による著しい頭蓋内圧亢進により，脳への動脈血が途絶されていたため，開頭手術の前にすでに時遅く，脳梗塞になっていたのです．つまり，一見大丈夫そうに見えた脳は，手術時にもう駄目になっていたのです．この術後の状態では，自発呼吸はまだしばらくは残っていますが，いずれは死を免れません．

　次は，重症くも膜下出血，グレードIVの症例です（**図2a**）．大量のくも膜下出血，脳室内出血，脳実質内血腫の超重症です．緊急手術で開頭しますと，くも膜下出血で被われ腫れ上がった脳表が露出されます．この後，顕微鏡操作を駆使して脳深部に到達し，直径数mmの脳動脈瘤を処置します．しかしこれほどの重症例では，その大半は脳浮腫，脳虚血などにより，やはり早期に死亡します．

　次は，最重症のくも膜下出血，グレードVの症例です（**図2b**）．病院到着時には，すでに深昏睡の状態です．間脳や中脳に出血のジェットが吹きつけられ破壊されています．この症例は，最初から根治的治療の

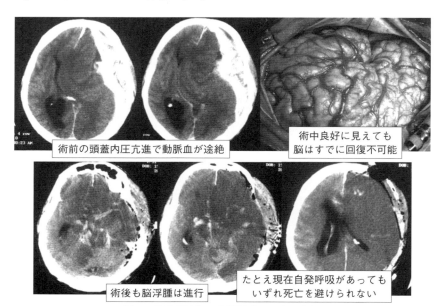

図1　重症脳挫傷，急性硬膜下出血の症例

適応はありません．たとえ自発呼吸が残っていても，つまり入院時は脳死でなくても，やはり早期の死を免れません．

　これは脳の実物標本です（図3）．重症の脳病変も，その影響が大脳までで止まれば植物症にとどまるでしょうが，影響が間脳から脳幹上部に及べば，たとえ今は延髄の呼吸中枢が働いていても，すなわち脳死でなくても，この後脳死を経るか否かは別として，もはや死は免れない状態です．そして病変の影響が延髄に及べば，自発呼吸が止まり，通常はそのまま死を迎えます．しかし呼吸器と昇圧剤を用いる場合のみ，特別な病態，すなわち脳死に至ります．

　今，移植医の先生方や，コーディネーターの皆様が持たれた脳に対する違和感は，そのまま脳神経外科医が移植医療に持つ違和感の裏返しです．移植に慣れていない脳外科医は，臓器の摘出を見て強い違和感を覚えるでしょう．脳外科医と移植医療の連携には，お互いの違和感の解消が必要です．移植医療において，提供側医師と移植側医師，心停止下提

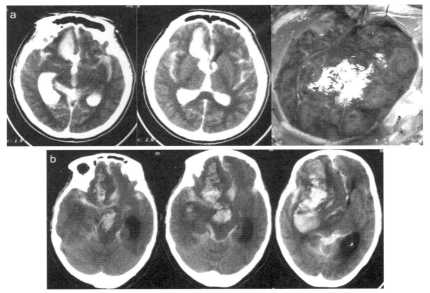

図2 重症くも膜下出血の2症例
a：grade Ⅳ
b：grade Ⅴ

供と脳死下提供の四輪のバランスが成立しなければ，堂々巡りを繰り返し，お互い前進できないと思います．

心停止ドナーは脳死下提供脱落症例ではない

日本全国には，まだ脳死ではなくてもすでに絶望的な症例が数多く存在しているはずです．すなわち，深昏睡状態で気管内挿管をされているものの自発呼吸がまだ残っているがすでに救命不可能な症例の中で，まず循環動態が不安定な場合は，脳死を経ずにまもなく心停止で死亡します．次に，延髄に病変が波及すれば，自発呼吸が消失します．この際，主治医が呼吸器を使わなければ，当然そのまま死亡します．これは無意味な延命処置を回避する方針であり，特に悪意のある不作為ではありません．私は，この脳死状態への移行を避けるというポリシーを持つ医師

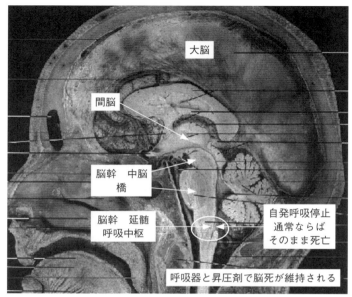

図3　正常脳の矢状断面図

が，日本中にかなり多くいると思います．

　さらに，たとえ呼吸器を装着しても，循環動態が調節不能な症例はまもなく心停止で死亡します．そして，残る，呼吸器を装着され循環動態をあえて維持された症例が，脳死状態です．この後は，何の希望も残っていない脳治療の行き止まり，安定化させる意義が薄い，非常に人工的な病態です．しかし，仮にこの段階で呼吸器を停止させて死亡に至らしめると，殺人行為だとの社会的問題を惹起させるおそれがあるため，主治医はそのまま心臓が止まるのをあと数日待つだけです．この症例群の大半は，主治医が移植医療に無関心で，ドナーカードの所持確認やオプション提示がなされずに，結局亡くなります．そして，オプション提示がなされた症例群の一部で臓器提供の承諾があり，脳死下臓器提供へと進みます．

　皆様方の中には，この脳死下提供からの脱落症例が心停止ドナーになると考えている方がいるでしょうか．実は，心停止ドナー候補は，脳死

を経る経ないに関わらず致死的となる全ての症例です．脳死下臓器提供ばかりに拘泥していると，提供側医師も移植医療に無知あるいは消極的となり，これら心停止ドナー候補症例群は簡単に無視され，闇に消えてしまいます．この部分の啓発は，今までどうなっていたのでしょう．おそらくは法改正の際，脳死の話題にばかりスポットライトが当てられ，「脳死下提供さえやっておけば良いようだ」との雰囲気が作られ，臓器別の移植待機者数の不均等，すなわち腎臓移植待機者が全体の9割以上であることを国民や医療従事者に周知させなかった結果，脳死ドナーへの偏重が著しくなったものと私は考えています．

　まだ脳死ではないが，死亡が確実視された時点ですでにドナー候補であり，患者が脳死になったらオプション提示を行うというのが，全ての誤りの第一歩だと思います．致命的であるも，気管内挿管下にまだわずかな自発呼吸が残っている腎臓ドナー候補は，日本に多くいるはずです．

脳死ではなくても臓器は提供できる

　昨年西日本の某県で，臓器提供がありました．最初に家族からの臓器提供の申し出があった際，担当医が「まだ脳死ではないので時期尚早」との対応をしたと伺いました．結果的には，脳死下での臓器提供となりましたが，もし担当医が「経過は致命的だが，まだ脳死に至っていなければ，臓器提供の話は不可」と考えているのであれば，それは明らかな間違いです．その医師には，「脳死の経過を経るか否かは別として，臓器提供は可能だと思います．移植コーディネーターに連絡し，相談してみます」との対応をとってほしかったと思います．

　また，2012年に名古屋市で開催された，日本移植学会総会のシンポジウムで，提供側の医師が「患者が脳死の状態と判断し，オプション提示をしても，脳死判定でもし脳死ではなかったら」と心配そうに発言したことを，私ははっきりと覚えています．その言葉の後に「脳死ではなかったら大変だ，恥をかく，信頼を失う」と考えているのであれば，そ

れも誤りです．臓器提供を，脳死下での提供に拘泥しているものと思いますが，脳死判定で脳死でなくても，特に何の問題もありません．

しかし日本全国に，この二つの例のように考えている医師は多いはずです．世の中は移植といえば脳死と刷り込まれています．オプション提示では，脳死という言葉を用いず，「お亡くなりになるときに，臓器の提供を希望されますか」の言い方でも十分のはずです．主治医が救命不可能と判断した時点で，ドナーカードの確認とオプション提示を行い，そして脳死を経ても経なくても，死亡時にいずれかの手段で臓器提供を行うと決めることはできるはずです．脳死か心停止かは単に死亡のあり方であり，主治医のポリシーと家族の考え方に依存します．移植側は，脳死ドナーか心停止ドナーかを選択的に増やしたいと言える立場にはありません．脳死でも心停止でも，いずれの臓器でも，提供さえしていただければというのが基本姿勢だと思います．

臓器提供のルールを説明する啓発パンフレットの作成を

さて次に，オプション提示の現場についてお話しします．主治医によるオプション提示が行われ，家族会議があり，移植コーディネーターとの面談があります（図4）．この図式の中で，医師がオプションを提示するときに「私は提供側の医師にすぎません．移植事情を説明すると提供の強制になりそうで，あえて説明しません．もともと事情をよく知りませんし」といった態度をとってしまうと，家族は情報不足のまま放り出されてしまいます．さらに家族会議では，移植医療に誤解・偏見を持つ人がいることもあるでしょう．たとえば，「移植コーディネーターに会えば，臓器提供を断れなくなり強制される，体をバラバラにされるとインターネットに書いてある」「脳死でも腹を切ったら痛みで飛び上がるそうだ」といった誤解や偏見です．そして，その他の家族のメンバーも，「よく分からない」「何も知らない」「面倒だ」「難しくて考えたくない」などになってしまいます．情報不足と誤解や偏見が原因で，家族が

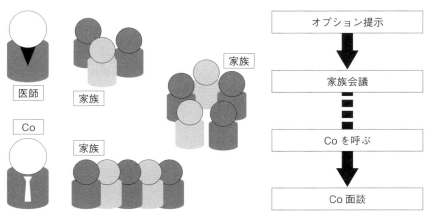

図4 医師によるオプション提示からコーディネーター面談までの流れ

コーディネーターとの面談を渋り，拒否する．これを極力避けたいのです．移植コーディネーターが不在の家族会議こそが，啓発の最大のチャンスだと私は思います．

オプション提示と移植コーディネーターとの面談の狭間にある情報不足という暗く深い断崖を，あえて飛ぶ勇気を家族に与えるために，正しい情報の大きな橋を架けることで，家族を渡りやすくしたいと思います．それが今回私が提言する，臓器提供のルールを説明するパンフレットの作成です（図5）．それには，臓器の提供方法には，心停止後と脳死下の2通りがある，移植コーディネーターは，臓器提供の規則を説明するのみで，勧誘や強制ではない，提供をいったん承諾しても，あとでいつでも撤回が可能である，本人の提供承諾署名があっても，最終結論は家族で決める．さらに，体は丁重に扱い決してバラバラにはならない（図6），眼窩は，義眼を用いるため空洞にはならない，臓器提供手術は現在入院中の病院で数時間のうちに行われ，手術費用は不要で，報酬もないなどの内容を記載します．医師がドナーカードの確認や，オプション提示を行う際，「あとはこれをお読みください」と手渡すだけで，移植コーディネーターとの面談につながりやすくなると考えます．

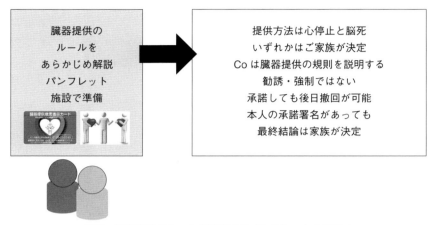

図5　臓器提供のルールを説明するパンフレットの試案1

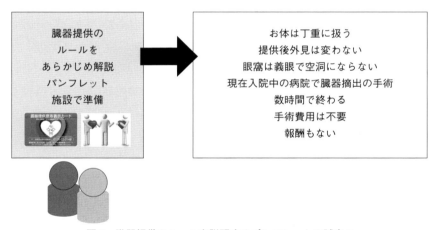

図6　臓器提供のルールを説明するパンフレットの試案2

　私は脳神経外科医としての中立の立場から，日本の移植医療の啓発に役立つことができる人材であると自負しています．しかし，個人の力だけでは，世の中を変えることはできません．私をセミナー，広報，メディア対応，学会などの場で，啓発，教育，解説あるいは陳情など，さまざまな分野で利用していただければ幸甚です．

　以上，ドナー候補の認識と啓発パンフレットの作成の件についてお話

ししました．このパンフレットにつきましては，2月6日午後のシンポジウムで，さらに詳細に解説したいと思います．ご清聴ありがとうございました．

討　論

　　　吉村　ありがとうございました．吉開先生の発表に対して，フロアから何かご意見・ご質問はございますか．先生のパンフレットというのは，フロアにも置いてありますか．

　　吉開　いや，まだ作っていません．これは移植コーディネーターか，臓器移植ネットワークと一緒に作ってみたいなという素案です．

　　吉村　案ですか．オプション提示のときの対応，それによって，今後また移植数が持ち直し，心停止下からでも増加する希望はまだあるとお考えですか．

　　吉開　ルールさえ伝えれば，あとは家族がきちんと決められるのではないかと思います．そして，移植コーディネーターを呼ぶことにつながれば，正しい情報を提供してあげることができます．そこの情報を正すことが，一番大切なのではないかと思っています．

　　吉村　そうですね．オプション提示まで持っていければ，かなり門戸は開かれるように思います．

　　吉開　脳外科学会で発表しても，「とにかくオプション提示が困る，嫌だ」というのが最も多い意見ですので，そこのところをいかに分かりやすくするかということが重要だと思います．

　　吉村　では先生，またあとの総合討論で，よろしくお願いいたします．

献腎移植の現況と献腎移植推進のために必要なこと
移植医の立場から

秋岡清一[*]

優秀な日本の献腎移植

　移植には生体移植と献腎移植があり，日本の献腎移植は10〜20％と非常に少ない状況です．日本には，現在約31万人の透析患者がいますが，献腎移植希望者が1万2,000人ほどいるのに対し，年間の腎移植数は1,600例ほどで献腎移植は160例程度と，ほとんどが生体移植です．

　2010年に臓器移植法が改正され，脳死が全面的に押し出され，家族の承諾ということで脳死下での提供が優位になったことで，脳死下の臓器は増えたけれども，心停止下の臓器が減って全体としての臓器提供数が減っているというのは問題です（図1）．

　日本の献腎移植について全体的な資料を調べてみようと思ったのですが，2010年の法改正前のデータとしてネットワークが2007年臓器提供・移植データブックとして作ってくれた集計しかまとまった資料がなく，それに臓器移植ネットワークの西日本支部が開示してくれた2002年から2013年の集計データを，日本の献腎移植の現況としてまとめます．

　ドナーの年齢は2007年データブックでは，心停止下46.7歳と脳死下43.4歳でドナーの年齢分布が脳死下でやや若かったです．ドナーの原疾患は，脳死下，心停止下のいずれであろうと56〜66％が脳血管障害で，約20％が頭部外傷ですので，脳外科や救急医の先生方のご協力がなければ，ドナーはなかなか見つかりません．

---
[*]近江八幡市立総合医療センター

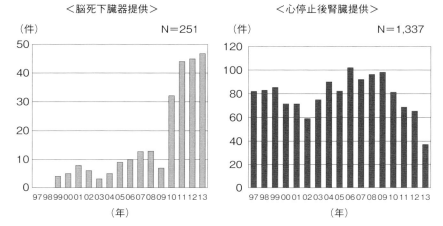

1999.10.16 に臓器移植法が施行され,1999 年より脳死下の提供が始まり,2010.7.17 に改正臓器移植法が施行され脳死下の提供が増加したが心停止下の提供が減少し,全体としては臓器提供数は減少している.
2014.1〜12　脳死下　50 例,心停止下　27 例（腎提供数　70 件,移植数　127 例）

図1　臓器提供件数（1997.10〜2013.12）（JOT 資料より引用改変）

　摘出状況による移植の成績では,生存率は脳死下と心停止下であまり差はないのですが,生着率では 5 年で 10％位差があります.10％位悪いといっても,アメリカの献腎移植のデータでは,5 年の生存率が 67％位であるのに対し,同じ時期の日本の生着率は,脳死下が 79％,心停止下が 71％ですので,アメリカの脳死中心の成績よりも日本の心停止下のほうが生着率が良いことがわかります（図2）.術後管理等の質の高い日本では心停止下の献腎移植も,アメリカにくらべ非常に成績が良いので,心停止下のドナーも有効な臓器として臓器提供を推進しなければいけないことが分かります.

　生存率ではあまり差が出ていませんが,生着率はドナーの年齢が若いほど成績は良好です.日本ではマージナルドナーと言われる方からも提供を受けており,70 歳以上という症例の臓器も使いながら,何とかアメリカよりも良い献腎移植のデータが出ています.

　ドナーの最終クレアチニン値は低いほど良いのでしょうが,よほど状

Region	Donor Type	Years Post Transplant	Number Functioning/Alive	Survival Rate	95% Confidence Interval
U.S.	Cadaveric	1 Year	23,097	89.0	(88.7, 89.4)
U.S.	Living	1 Year	17,912	95.1	(94.8, 95.4)
U.S.	Cadaveric	3 Year	23,607	77.8	(77.4, 78.3)
U.S.	Living	3 Year	18,026	87.9	(87.4, 88.3)
U.S.	Cadaveric	5 Year	18,218	66.6	(66.1, 67.1)
U.S.	Living	5 Year	12,594	79.8	(79.2, 80.4)

OPTN data as of Jan 2015
1 year survival based on 2002〜2004 transplants, 3 year survival based on 1999〜2002 transplants, 5 year survival based on 1997〜2000 transplants.

摘出条件	1年	2年	3年	4年	5年	6年	7年	8年	9年	10年
脳死下	93.7%	87.0%	84.9%	82.7%	79.9%	76.6%	76.6%	76.6%	—	—
心停止下	84.9%	81.2%	77.8%	74.5%	71.2%	69.2%	65.8%	61.9%	60.2%	57.4%

脳死下にて提供された腎臓の生着率は，1年で93.7%，5年で79.9%であり，心停止下にて提供された腎臓の生着率は，1年で84.9%，5年で71.2%，10年で57.4%であり，2群の間の有意差は認められた（Wilcoxon）．

日本臓器移植ネットワーク
2007年臓器提供・移植データブック

摘出条件	1年	2年	3年	4年	5年	6年	7年	8年	9年	10年	11年
脳死下	93.2%	90.1%	90.1%	85.1%	85.1%	85.1%	85.1%	85.1%	85.1%	85.1%	85.1%
心停止下	84.9%	81.6%	79.5%	76.7%	74.7%	72.6%	70.0%	67.2%	64.6%	63.7%	63.7%

日本臓器移植ネットワーク西日本支部
2002.1.10〜2013.12.31　集計データ

図2　日米のドナー別移植腎生着率

態が不良とされたドナー候補では摘出が中止されているためか，最終Cr値と生着率に差は出ていません．最終Cr値が8mg/dL以上のものでも，5年生着率は約82%あり，最初のクレアチニン値が良好であれば心停止下でCrが上昇してもドナーになり得るということです．カニュレーションついては，やはりカニュレーションのあるほうが，当然に生着率は良好です．

　温阻血時間は移植医の努力により，日本では平均7.5分ぐらいと非常

に短い状態で提供されています．総阻血時間も，50％が12時間以内で，平均13.5時間で移植できるようになっています．総阻血時間が12時間を超えると腎臓のバイアビリティが落ちるということより，全国シッピングをやめてブロック内の分配を優先するように変更されています．温阻血時間が30分を超えないこと，総阻血時間が12時間以内ということが，腎機能が比較的良好に保たれるための条件として知っておく必要があります．

日本の心停止下の献腎移植は，アメリカの脳死下中心の献腎移植よりも非常に良いというデータが出ていますので，移植医として，私はこれからも心停止下の献腎移植は日本では重要なドナーソースとして，今後も積極的に進めなければならない医療だと思います．

積極的な意思表示とオプション提示を

臓器移植に関する世論調査によると，「提供したくない」の割合は，平成18年に27.5％でしたが，平成20年には24.5％，平成25年には23.8％と少しずつ減少しています．大体4割の方が，心停止であろうと脳死であろうと提供したいというのが，日本の世論調査の結果です（表1）．

家族の同意では，「家族が提供したいと言っていたら尊重する」方が，7〜9割ということで，家族が「提供したい」というときには意思を尊重するというのが近年の傾向です．集計すると，「臓器を提供したい」という方が，心停止でも脳死でも約4割で，家族が「提供したい」と思っていたら8〜9割の方が同意し，また，「家族の意思が分からなくても提供したい」という方が4割程度にのぼるという状況です．家族に生前の意思を忖度するにしても，なかなか話ができていない方もいるため，ドナーカードによる積極的な意思表示がなければ，献腎移植が進まない現況が，統計からも分かると思います．しかしながら，ドナーカードの所持率は，依然として低いのが現状です．

表1　世論調査報告書平成25年8月調査

臓器提供希望　脳死下「提供したい」43.1％，心停止下「提供したい」42.2％

家族が提供意思を表示していた場合の対応　脳死下「尊重する」87.0％，心停止下「尊重する」84.8％

家族が臓器提供の意思表示をしていなかった場合　脳死下「承諾する」38.6％，心停止下「承諾する」37.1％

　4割以上のものが，自己の臓器提供の希望があり，脳死下，心停止下に差はない．
　8～9割のものが，家族の希望を尊重するとしており，脳死下，心停止下に差はない．
　家族の意思が不明の場合でも，4割近くのものが臓器提供を承諾するとしており，脳死下，心停止下に差はない．
　臓器提供の希望は，自己の場合も家族の場合も，脳死下も心停止下も4割程度のものが希望しており差はない．
　ドナーが事前に書面により提供意思を示していた場合には，家族が「提供意思を尊重したい」と答える割合が8割以上と高く，本人の意思を尊重するために，家族と話し合い，意思を表示しておくことは重要であり，意思表示カードの普及啓発は今後も重要．

　ドナーカードの所持とオプション提示が，臓器提供の一つの関門になっていると思います．従来から言われているように，「患者には四つの権利がある」ということを，救急医，脳外科医の先生方にも知っていただく必要があります．あくまでも，患者が希望する患者の治療選択権の一つとして，オプション提示があると考えています．各府県ですでに実施されているように滋賀県でも，「患者さんにお聞きしたいこと」といったオプション提示のツールを県が作成しドナー発掘のための活動が行われています．

　滋賀県では，2007年に初めて脳死下での臓器提供が1例あり，その後，2010年，2012年，2013年に1例ずつ脳死下提供がありました．心停止下での提供は，2008年，2011年，2012年と1例ずつあり，3例とも近江八幡のわれわれの施設からの提供です．これらの症例は，院内でオプション提示をして，家族からの同意を得て，臓器を提供していただいています（図3）．残念なことに，滋賀県ではまだ積極的にオプション提示する制度が確立されていません．やはり積極的なオプション提示がなければ，心停止下での臓器提供は難しいと思います．「脳死＝臓器提供」

献腎移植の現況と献腎移植推進のために必要なこと　移植医の立場から　19

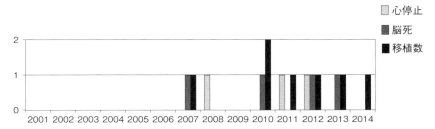

滋賀県下では2007年にドナーカードにより県下初の脳死下の臓器提供が1例実施された．法改正後，2010年に1例，2012年に1例，2013年に1例の3例が家族の申し出で臓器提供が行われた．
心停止下の臓器提供は，2008年に1例，2011年に1例，2012年に1例の3例があり，いずれも当院でオプション提示により心停止下の臓器提供が実施された．
心停止下の臓器提供には，オプション提示が重要であり，適切な提示がなされる体制が必要．

図3　滋賀県での臓器提供数と献腎移植数

的な一般の方の理解がすでにあるため，脳外科的な疾患の脳死下の場合には，病状説明や治療法の選択の一環として，比較的容易にオプション提示できる状況ですが，それ以外の蘇生後脳症等については，一般的にはまだまだオプション提示できないのが日本の現状であるように思います．

opting out 方式を導入できない日本

　臓器提供制度では，opting in 方式を採用している国と opting out 方式を採用している国があります．日本の場合はopting in といって，本人の意思あるいは家族の承諾が必要です．一方，本人が拒否していなければ臓器提供可能と判断し，家族が拒否すれば提供が行われないのが opting out です．スペインでは opting out 方式を採用しており，断トツで，人口100万人当たり35.1人のドナーを提供しています．ドナーを増やすためには，opting out のほうが有利なことが分かっており，現在イギリスでは opting in 方式ですが，ドナーをさらに増やすために opting out 方式を検討しているという話も耳にしています．実際，opting

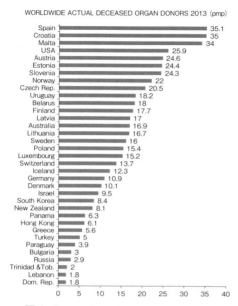

図4 International Registry in Organ Donation and Transplantation (April 2014)

out方式を採用している国では，臓器提供以外にも生体移植等の件数も多いので，その地域や国家として移植に対する意識の高い国では，移植数も臓器提供数も多いことが，事実として分かっています（図4）．

臓器提供は，5類型施設に限らず，脳死とされ得る状態あるいは脳死を経ない状態でも可能ですので，手術室さえあれば，一般の病院でもその気になれば臓器提供に協力していただき，臓器提供を推進できます．しかし，実際にはどこの病院でも提供可能といっても，あの病院に行って亡くなったら臓器を提供させられたとか，移植医もいまだにハイエナやハゲタカのように言われることがあり，そういった環境の中での移植に対する風評が，日本の臓器移植が停滞している元凶だと思います（**表2**）．

移植医は，移植治療が腎不全の治療で一番良い方法であることを世間に知らしめ，移植に対する社会の理解を高め，臓器を提供したい，臓器を提供するのが当たり前という風潮に，変えていかなければなりません．

表2 心停止下の臓器提供

○手術室さえあれば，どの病院でも臓器提供が可能
○法的脳死判定は不要（心停止＝確実な死亡）
○家族の承諾のみで可能（本人の拒否の意志がない場合）

　5類型の病院で，法的脳死の条件を満たした患者よりの脳死下の臓器提供は非常に限定された患者であり，臓器提供の制限を作っている可能性があり，心停止下であれば一般の病院での提供の増加が期待される．
　ただし，臓器提供に関しての風評や患者家族との関係を危惧して，実際には臓器提供は進んでいない．
　移植医の活動に対しても中傷的な風評も存在．

旧市民病院時代より7年間ぶりに2007年に腎移植が再開され，滋賀県下で定期的に腎移植を行っている唯一の施設であり，腎移植の院内学習を実施．
新病院になり病院機能評価を受けるため，臓器提供のマニュアル等の整備，院内学習会を実施．
滋賀県は，2006年2月に国保の健康保険証に全国に先駆け意思表示欄を導入した県で，ドナーの発生の可能性に対する対応の必要性．
京都府の院内コーディネーター会議に参加したり，ネットワークの全国のコーディネーター研修に参加し，滋賀県で最初に院内コーディネーターを設置．
県コーディネーターとともに，滋賀県版オプション提示のための資料を作成．

▼

院内の移植関連の啓発により，系統的に全症例まではないが，オプション提示が実践されている．

図5　臓器移植と当院の取り組み

救急医などとの積極的な連携体制や，行政に働きかけての社会的な基盤整備がなければ，日本の臓器移植は絶対に進まないと思います．

上医は国を医す

　われわれは滋賀県で啓発活動の研究会を立ち上げたり，あるいは全国区の全腎協の研究会を執り行ったりしており，その際には滋賀県の行政も引きずり込んで，県としての運動ということで取り組みをさらに進めていくようにしています（図5）．移植コーディネーターの活動や啓発が，さらに必要だということで，北海道，新潟県，神奈川県，愛知県といった一部の先進的な地域では，臓器移植推進のための部署を大学に設置し

```
ドナーアクションプログラムの活性化
臓器移植推進のための部署やNPO法人設立など,
「移植医療支援室,移植医療推進協議会など」
北海道,新潟県,神奈川県,愛知県  など

行政,市民,マスコミ,医療および教育における協力で,地域全体での取り
組みが必要
               ▼
    国が施策として,法的な整備を行い移植を推進する責任と必要性
       「上医は国を医し,中医は人を医し,下医は病を医す」
   (「上医医国,中医医民,下医医病」  六朝時代 陳延之『小品方』)

臓器移植法,改正臓器移植法の制定に奔走した時のように,移植医は旗振り
役になり,行政に働きかけ続けることが必要

Opt-Out,"Default"としての臓器提供
Incentiveの導入など 行政の誘導による施策の実施
```

図6 臓器移植推進のために

たり,NPO法人を設立したりして,臓器提供を積極的に推進するために,行政・市民・マスコミ・医療機関・教育機関をも巻き込んで,すでに大きな運動をしています．そういった地域の運動を全国的に広め,国の施策としてどんどん整備,推進していかなければ,移植は普及しないと思います．中国のことわざに,「上医は国を医し」とありますが,やはり移植医が旗振り役になって,進んで行政に積極的な働きかけを行い,臓器を提供するのは当たり前という風潮で,日本の移植に対する取り組みを行っていかなければならないと思います．そのためには,インセンティブの導入や行政の協力が不可欠であり,それがないことには,何も前に進まないと思っています（図6）．

最後に,先ほどの評議員会でも少し話がありましたが,臓器移植希望者の選択基準の改定に取り組んでいると聞いています．私自身,患者の家族とドナーカードの話をすることが実際にありますが,現在の選択基準であれば,若い人のグラフトが高齢者に移植されたりして,エイジマッ

チングの制度がないという問題があります．移植後の恩恵を，どれだけの人がどの程度被っているかが社会に大きく分かるような形で移植を広めるためには，より若い人に移植を受けて社会復帰してもらい，その人たち自身にも旗振り役になってもらって，日本の臓器移植の推進に協力していただかなければ社会も動きません．私自身も，この「臓器移植希望者の選択基準の改正」を，より皆が移植の恩恵を受けたと実感できるような形にして，移植医もより納得して働けるような選択基準に変更してもらいたいと思っています．

　移植医として，陰日なたでいろいろと旗を振っていかなければ，今後も献腎移植は増加しないと思います．いったんドナー候補が見つかった時点では，コーディネーターにより最終的な提供の同意が確認されるまでは現場にわれわれが出て行くことはできません．ですので，事前に根回しというか，ドナーアクションプログラムを牽引しながら，移植医が社会基盤の整備をこれからもさらに推進しなければ，日本の献腎移植は増えないと思います．私自身もまだ力不足ですが，滋賀県で行政を巻き込みながら，仕事をしたいと考えています．

討　論

　吉村　ありがとうございました．献腎移植の現状から，種々の示唆に富んだご発言をいただきました．先生の作られている滋賀県のパンフレットには，先ほど吉開先生がおっしゃったように，臓器提供には脳死下と心停止後があって，どちらでも可能であるとか，そういった内容は明確に記載されていますか．

　秋岡　そこまで明確には記載されていません．以前のものには，脳死の説明のところに，臓器移植ネットワークの古いページから取った脳死の説明が付けてありました．パンフレットの改訂点としては，臓器提供は脳死下に限らないということを，もっと分かりやすい形で示していくことが必要だろうと思って

います．

吉村 先ほど，心停止の場合にはオプション提示しにくいというお話がありましたが，実際の現場では，どういう状況なのでしょうか．

秋岡 やはり脳死の場合には，不可逆的な状態ですよと説明しやすいことがあります．蘇生後脳症の場合も説明しやすいのですが，その他の場合には，やはりなかなか説明しにくいのが現状です．今回，移植コーディネーター部門で，うちの看護師がまとめてくれたデータによると，2013年から2014年の症例で，院内の70歳以下でポテンシャルドナーとなり得るのは11名しかいませんでした．そのうち，オプション提示が行われたのは2名だけで，やはり脳外科の，くも膜下出血とか脳死を経たような症例で，それ以外の症例は，循環器科の心肺停止後の蘇生後脳症等ではオプション提示できていませんでした．

吉村 現場では，やはり脳死を経ないと，オプション提示しづらいものでしょうか．

吉開 脳死での提供の場合，脳死であることが免罪符であるかのように，皆が「ああ，そうですか」と納得するのですが，脳死を経ない心停止後の提供の話をする際には，医師個人の判断や経験，あるいはご家族への話し方などに，より多くに気を配ることが必要になります．つまり，医師がなぜもう駄目だと判断するのかを，ご家族が納得できるように説明することが難しいと思います．

吉村 病状の説明の仕方というか，理解してもらえるだろうかという危惧ですね．

吉開 レスピレーターを装着しない方針では，患者さんの自発呼吸が止まり亡くなります．呼吸や心拍停止の時に死亡宣告するのですが，ではどの程度さかのぼって，死が避けられないと言えるかは，医師個人の資質に依るものだろうと思います．

吉村 では従来，心停止後の臓器提供では，事前にどのよう

な説明が行われていたのでしょう．

　吉開　以前はカード書名がなければ脳死下では臓器提供できないが，心停止後であれば提供できるといった法規制などがありました．そのような状況では，医師個人の言葉で説明するしかありません．逆に言えば，その説明がきっかけになって，「それだったら臓器を提供します」との，家族の返事につながっていたのではないでしょうか．それが今は，「脳死を経ないと」「脳死を証明しないと」という風潮になってしまい，心停止という言葉が出づらくなっているように思います．

　吉村　まさにそうですね．

　秋岡　ドナーの内訳が頭部外傷と脳血管障害ですので，当然何らかの脳死に近いです．言葉の定義が難しいですが，そういう状態を経た患者に対し，脳死とは言わないでも，心臓が停止してしまったら治療はもう行われないので，心臓が止まる前にできることということで，従来われわれはオプション提示を当然していたのだと思います．それが脳死という言葉といろいろ結びついて，今少しこじれてしまい，厳選された症例だけになっているような気がします．

　吉村　私も同感です．

　吉開　私のデータには17名の心停止ドナーがあるのですが，ほとんどの方は脳死の判定を行っています．これは法的脳死ではなく，当時のいわゆる臨床的脳死です．その判定の後の段階で，移植コーディネーターあるいは脳外科医が，心停止下での臓器提供の話をしています．脳死の判定を行う前に心停止となり，腎臓提供となった例もありますが，多くの場合はいわゆる臨床的脳死を経て，臓器提供についてお話ししているのが現状です．

　吉村　そのときの表現の仕方として，もう一度脳死判定を行うまで，主治医は臓器提供について，何も言わないかもしれません．その段階で，脳波がある程度あっても，臨床的にはもう

希望がないといった場合に，たとえば心停止後でも臓器提供はできますよという説明を一言加えておけば，また話が別方向に向くように思います．

吉開 私のデータは，脳死下提供ではない症例ですが，無呼吸テスト以外の検査は全て実施しています．一つここで確認したいのは，脳外科医が言う脳死というのは「脳が全く駄目」ということですが，移植医が言う脳死というのは「臓器提供に耐え得る脳死」という意味で，この両者にはものすごく大きな差があると思います．臓器提供に耐えうる程に安定させている脳死となると，それなりに脳外科医の努力が必要となり，またそこに大きな違いが出てくるのではないかと思っています．

吉村 脳外科医の立場というところもあって，またそれぞれに状況が変わるようですね．何か他に質問がありますか．

山本 日本移植者協議会の山本と申します．貴重なご講演をありがとうございました．私は，日本人にとっての「死」というものは，現在であっても心臓死であり，そのため，なかなか脳死からの臓器提供が進まないのだろうと考えています．ですので，心停止後の腎臓提供というよりは，ご家族にしっかりと臓器移植に関する情報を伝え，オプション提示することが大事なのではないかと思います．

吉村 そのように私も思います．

高原 行政の関与は重要です．大阪府では，去年から，院内コーディネーター届出制度が始まりました．その結果，脳死ドナーが増えました．

吉村 それはMedical Record Reviewを大阪府に集めるということですか．

高原 そこまでの機能はありません．行政の枠組みとして作っただけです．それでも，1年間で4，5例の脳死が出るというのは大きいと思います．

吉村 そうですね．その動きの中で，心臓死での臓器提供も

増加する傾向はないのでしょうか.

　高原　心臓死ドナーは増えていません.

　吉村　ということは,脳死のほうが,オプション提示しやすい状況になっていることの反映でしょうか.

　高原　その通りです.

　吉村　ありがとうございました.

わが国の献腎提供減少の背景と臓器提供が著増する韓国から学ぶべきもの

星長清隆[*]

> 低迷する日本のドナー数

　私は移植医であり臓器提供医です．植えた腎臓とハーベストした腎臓の数はどちらが多いかという位の人間ですので，本日のお話は，自分の懺悔というか，もしかすると自分が一番悪者かもしれないというような気持ちで，お話しさせていただきたいと思います．

　一番最近の，平成25年の内閣府世論調査では，自分が脳死になった場合に臓器提供したいという方が43％，したくない人が23％で，かなりの数の方が，臓器を提供したいとアンケートで回答しています．しかし，現実はこうではありません．

　昨年，2014年の年間ドナー数は全国で77名で，そのうち27名が心停止ドナー，脳死ドナーは微増で50名でした．心停止ドナーの数は，2010年の臓器移植法改正以降，68名，65名，37名，27名と，毎年確実に減っています．また，脳死の場合に，ドナーカードでの本人の意思がどのくらいあったかというと，やはり家族の意思のほうが多いのが現状です．なお，現在，腎臓を待っている方は1万2,700名ぐらいです．

　海外では，スペインでは人口100万人当たり35名もの脳死ドナーが出ているということで，スパニッシュ・ミラクルと言われていたこともありますが，今は一番ではなく，クロアチアに抜かれてしまいました．アメリカが30名前後で，韓国では約8名と非常に増えています．生体

---

[*]藤田保健衛生大学

腎移植は日本は比較的多いのですが，アメリカよりは少なく，驚くべきことに韓国よりずっと少ないです．これはどう考えていけば良いのでしょうか．日本の透析があまりに素晴らしいので，患者さんは透析がお好きなのか，あるいは病院では透析医療が儲かるので移植に回したくないのか．この辺の理由は分かりませんが，いずれにしても韓国でも生体腎移植が多いのが現状です．脳死あるいは心停止と言いながら，今日本は，生体腎移植ですらアメリカや韓国よりずっと少ないです．このことは，一つ念頭に置いておく必要があると思います．

ただ，韓国では心停止ドナーはほとんどいません．私が1995年頃，心停止ドナーについてアメリカの学会で発表し始めたときには，名古屋データ，藤田データなど，移植学会の最後の日にいつも"Hot is new, hot is hot"と，約4年間位は名前を挙げて英雄扱いにしていただいたのですが，その後20年経ち，数の上で心停止ドナー数は，米国に完全に負けてしまいました．もっとも，オランダやイギリスでは多かったのですが，数から言うと日本のほうが多かったわけです．それが完全に逆転し，日本では心停止ドナーも低迷しています．したがって，欧米でも心停止ドナーは普通にドナー候補になっているということを，改めて考えなければいけないと思います．

2012年の韓国と日本のドナー数を比べると，人口100万人当たり韓国が8.12人，日本が1人あるかないかです．韓国は全部脳死です．日本では，この時点で約半分が心停止ドナーでした．韓国では，日本より遅く臓器移植法ができましたが，法律ができた途端にドナーが急に減ってしまいました．これは配分のルールが変わったからです．そこで，彼らはKODA（韓国臓器斡旋機関）という臓器提供に特化した団体と，KONOS（国立臓器移植管理センター）という日本の臓器移植ネットワークのような組織を作りました．KODAは提供，KONOSは配分を担当しています．こういう組織を，国あるいは学会を挙げて作ったというところが，日本と韓国の大きな違いです．

現在韓国では，腎臓は生体ドナーも脳死ドナーも増えています．肝臓，

心臓, その他の臓器でも韓国は確実に増えています. 人口100万人当たりで比較すると, 日本の脳死ドナーは2012年で0.35, 韓国が8.12です. 日本では心停止ドナーがこのとき0.5ですので, 合計してもやっと0.9で, 明らかに韓国に負けています.

アメリカとの比較では, 献腎, 脳死・心停止全部合わせて日本が1.2人, アメリカが26人. 生体の場合は日本が100万人当たり11.3, アメリカが18.0ですので, 生体でも明らかにアメリカのほうが多い状況です.

要するに日本は, 脳死, 心臓死, 生体腎移植, 全て, 韓国やアメリカより少ないのです. この原因は何でしょう. ただ, 透析患者の数は30万人を超え, 世界最大の透析大国になっていますので, いかに透析患者の数が多いかということです.

日本の生体腎移植は増えてはいますが, 比較すればやはり少ないです. 人口が韓国の倍ですので, 実際に人口比からすると生体腎移植も少ないです. 脳死が微増, 心臓死は激減というのが日本の実情です.

ドナー提供を支えた脳外科医

愛知県のドナー数は, 多いときには年間30人近くにのぼり順調だったのですが, 臓器移植ネットワークや臓器移植法ができて以降, 配分ルールが完全に変わり, 低迷しています. 私が愛知県で勤務し始めたのは1990年ですが, その頃は臓器移植が順調な時期で, 私がその後ドナー数をどんどん減らした張本人かもしれないと思っています. というのは, 藤田保健衛生大学病院のドナー数が愛知県の約半分でしたので, うちが減ると, 県の実績も自動的に下がってしまうわけです.

私が愛知県に赴任してしばらくは, 当院のドナー数が増え, 一番多いときは年間16名のドナーがいました. 実は, これはたった1人の脳外科医, ICUのチーフの成果で, チーフが替わった途端, 実績がガタガタになりました. この辺りから完全に低迷し, 2014年はドナーが1名いるかいないかという状況です. 私は当時院長だったのですが, 何だこ

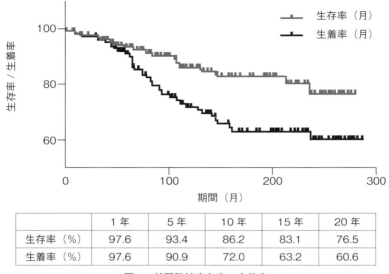

図1 献腎移植生存率/生着率

	1年	5年	10年	15年	20年
生存率（%）	97.6	93.4	86.2	83.1	76.5
生着率（%）	97.6	90.9	72.0	63.2	60.6

れはということで，本当に穴があったら入りたい状況です．脳死でのドナーは5人ほどで，藤田から提供させていただいた臓器は，全国の40施設以上にのぼり，沖縄にも北海道にも送りました．

　これは，自分のところで摘出した腎臓だけとは限らないのですが，当院で実施した献腎移植の生着率です（図1）．私はこのデータをもらったときに，「20年生着が60%は高すぎる．計算が間違っているのではないか」と言ったのですが，「いや，間違いありません」と言うので，今のところこの様なデータが出ています．意外と日本の心停止ドナーも捨てたものではないぞということです．

家族と病院にインセンティブを与える韓国

　今年の International Society for Organ Donation and Procurement の学会の会長を，私の友人でソウル大学の教授である Dr. ハ・ジョンウォ

ン氏がやるのですが，彼からもらったデータによると，韓国ではドナー数が確実に増えています．臓器提供に責任を持つ組織 KODA を 2011 年 6 月に作り，国と学会が一緒になって取り組んでいて，ここには製薬メーカーは一切入れません．ここでは韓国を三つのエリアに分け，それぞれ活動しているのですが，さまざまなキャンペーンを行い，National Donor Day, National Memorial Garden など，ドナーファミリーのメモリアルのようなものを，国がサポートして作っています．

おそらくわれわれが一番驚くのは，臓器を提供すると，ドナーファミリーにインセンティブがつくということです．たとえば，葬式代，同意するまでの Hospital charge が勘案されます．ドナーになると医療費が安くなる，葬式も国がやってくれるということで，あまり豊かではない人が，ドナーになる傾向にあるそうです．

病院へのインセンティブとしては，ドナーを出した病院は，二つの腎臓のうち，一つを自分のところで移植できます．肝臓も，ドナーを出した病院は，自分のところの肝臓移植の待機患者の点数が上がります．要するに，自分のところに肝臓が来やすくなるというインセンティブがあると聞いています．

結論ですが，韓国では 2011 年に KODA ができて以降，確実にドナーが増加し，国際的に非常に注目されているということです．

なぜ日本で臓器提供が増えないのか

逆に，なぜ日本の臓器提供が増えないか，なぜ日本の献腎移植が減ったのかということですが，「お前が悪いんだろう」と言われれば「そうです」と言うしかありません．

ドクターは分かってくれると思いますが，心停止の場合は脳死と違い，いろんな辛さがあります．実は心停止の場合，5 類型病院に限らず，どこの病院でも臓器提供できるのですが，提供できる臓器の数が圧倒的に少なく，その結果，提供施設へのお金の配分は少ないのです．

一番困るのは，心停止の場合，その多くは自然死を待ちますので，いつ心臓が止まるかが分からず，摘出チームが待機しなければなりません．脳死の場合は，いつ何時に集まってくださいということで比較的予定ができるのですが，心停止の場合は全く予定が立ちません．私の場合，4月30日から5月6日のゴールデンウィーク中，ずっと同じ病院にいたという経験があり，そのせいか，翌年は新人医局員の入局がゼロでした．
　また心停止の場合，停止直後の腎機能，ATN（急性尿細管壊死）がどうしても多くなります．それから，国民には意外と脳死下での臓器提供は認知されているのですが，心停止後に臓器提供できるということを，医学部の学生ですら知らないということが起きています．
　アメリカでも，心停止後の臓器提供は増えています．これはアメリカでは，心停止ドナーが注目されているということです．ただ，日本とアメリカの違いは，アメリカの心停止ドナーの多くは脳死判定を経ていません．瀕死の方で放っておいたら死ぬという方を，そのままオペ室に連れていって，そこで呼吸器を止めます．5分ほどずっと待って，患者さんがイリバーシブルだという判定をして，そこで臓器摘出に移ります．日本の自然死に近い心停止ドナーとは全く違うのです．その辺は，摘出医に対する負担がかなりアメリカのほうがかなり軽いと思います．
　日本の場合，心停止後の臓器移植は，摘出医，移植医，救急医の負担が極めて大きいです．そこが大きな問題で，今の時代に合わないのではないかという気がします．しかも，腎臓の機能は脳死のほうが良いということもありますので，最近の若い人はこんなに大変な献腎摘出は，やらない人が多いという気がします．それで，今いろいろなアプローチを学会や各所で行っています．当大学の剣持先生が中心になって，市民公開講座を全国で展開しようとがんばってくれています．それでも，私どもでは，まだこんな結果なのです．
　一方，これは画期的なことだと思うのですが，2年ほど前に，私どもの施設では全ての初診患者の問診票で，臓器移植を前提とした臓器提供の意思があるかどうかを聞いてみました．ただ，答えがあったのは約2

割で，残り8割は白紙のままでした．この2割の方のデータを見ると，意思ありが8.3%，意思なしが49%，残りは分からないということで，非常に恥ずかしいです．要するに国民の理解が得られていないという結果でした．

　私は今だから言えるのですが，1990年代の始めのころは，脳外科の医師から「先生ムンテラしてよ」と言われて，移植医である私が家族にお会いして，何とか自分たちの患者さんのために臓器を提供してもらえないかと，お願いしていた時代がありました．1994年までの5年間位です．その頃は，少なくとも50%以上の承諾率があったのですが，ところが今は21人のドナー候補患者さんがおられて，7人しかオプション提示していません．3分の1しかありません．「以前は，95%はオプション提示していたぞ」と言っています．つまり，ここがもうすでに藤田としては弱ってしまっていたのです．これは責任者として，非常にお詫びしなければなりません．これは最近まで知らなかったのですが，「何だこれは．うそじゃないか．こんなことはあり得ないだろ」と思ったのですが，実際はこういうことになっていました．

　つまり，現場の熱が少し冷めると，7人オプション提示して，提供していただいたのは1人しかいません．これが，今の日本の現状ではないかと思います．ドナーの数がある場合，少なくとも8割，9割は，現場でオプション提示しなければなりません．それでその半分から臓器が提供されれば，当院では少なくとも年間10名はドナーになっていたはずなのです．それが1人しかいないというのはわれわれが日本の献腎移植を駄目にしたのではないかと，私は心配しています．少なくとも愛知県の献腎移植を崩壊させた原因は私の施設にあると思っています．

　ですので，立て直さなければならないということで，現在剣持先生が中心になって，一生懸命取り組んでくれています．移植医療支援室というのを作り，中央部門の一つに組織化しました．たくさんの先生あるいはコーディネーターたちが，がんばっているところですが，失ったものはなかなか返ってこないのが現実です．ただ，まずは自分の施設からや

ろうということで，皆で取り組んでくれています．

　やはり，私たち医師そのものが，脳死であっても心停止であっても，臓器提供を待っている患者さんのために，一人でもドナーを増やす努力を根気よくやるしかない．それ以外には，今のところ特効薬はないと私は思っています．

討　論

　吉村　ありがとうございました．韓国の現状報告と，わが国と藤田保健衛生大学の献腎移植に対する過去・現在・未来について述べていただきました．先生がおっしゃっていた，施設の配分と提供の組織を別にするというのは，確かに良いアイデアだと僕も思います．

　星長　ここに臓器移植ネットワークの方がおられたら非常に失礼なのですが，今のネットワークでは，むしろ配分のことを厳しく管理していて，少なくとも臓器提供自体についてそれほど汗をかいていないように思います．真偽のほどは別にして，場合によっては移植できる腎臓を無駄にしてしまうという話を，耳にしたことがあります．そんなことがあっては絶対にいけません．やはり移植できるものは，全て移植する．移植できる医師がいて，ほしいというレシピエントがおられたら，1個の腎臓だって無駄にするなと私は声を大にして言いたいです．

　吉村　この組織立てというのは，日本人は本当に下手ですね．思考の過程で，日本人は組織立てがなかなかうまくいかないような構造になっていると僕もずっと思ってきています．そこをうまく打破して組織を運営するには，日本では厚生労働省が本気で動かなければ駄目な気がします．

　星長　役所が動いても，たとえば愛知県の場合，大村知事は臓器移植法のときに非常に汗をかいてくれたし，今でも時々「な

ぜお前の施設で移植が増えないんだ」と怒られるのです．知事は増やせと言って役所が動いても，なかなかわれわれの力不足で増えないということもあります．

吉村 この世界は，都道府県の地方分権とか言っていますが，政治の話ではなくて，そういうレベルでもいろいろなことが実行できるような，行政的な権限委譲ができれば良いと思います．

星長 次にお話しされる新潟県の秋山さんのところでは，県知事と一緒になって取り組んでおられ，非常にうまくやっておられると思います．私も県知事と一緒に活動してはいるのですが，なかなかうまくいっていないのが現実です．

吉村 時間が押してきましたので，また討論で伺います．ありがとうございました．

献腎移植を増やすための取り組み

秋山政人*

星長 次は，沖縄県の平川さんにお願いするはずだったのですが，幸か不幸か今ドナーが出ておりまして，平川さんが本日出席できないという事態が発生しました．そこで急遽，新潟県の臓器移植コーディネーターの秋山さんに，ピンチヒッターをお願いしました．ご紹介するまでもなく，コーディネーターの親玉のような方ですので，きっと素晴らしいお話が伺えるだろうと思います．よろしくお願いします．

秋山 私は平川沖縄県コーディネーターの代役として，彼の代弁をしようかと思ったのですが，スライドが届いたのが昨日の22時を過ぎていましたので，新潟県の話題を中心に話をさせていただき，最後にまとめとして，沖縄県のドナー・ディテクション（ドナー探し）の話を紹介して終わりたいと思います．

新潟県での取り組み

前の演者の先生方は，献腎推進について，医学教育や医療機関への取り組み，また国際比較からみた現況から，現場の個別の話が多かったのですが，地域の普及啓発の観点から，その後ろ楯という話をしていきたいと思います．

臓器提供の選択肢の提示について，現場にはいろんなお考えをお持ちの先生方がおられます．そのような中で平均的にご家族に臓器提供についての情報提供をしていただくにはどうすれば良いかということが，実は最大の視点になっています．また，医療倫理の問題も，先ほど質問で指摘がありましたが，昨年，厚労科研（篠崎班）の有賀分担研究で，施

---

*新潟県臓器移植推進財団臓器移植コーディネーター

設としてのオプション提示に対する活動について，生命倫理の観点から報告が上がっており，それを含め救急関連学会も，終末期医療の再策定を発表することになっています．そういう意味では，現場を助ける枠組みが，少しずつできつつあると感じています．

世界のドナー数（人口100万人当たり）では，クロアチアは，2014年はスペインを上回る提供者数です．これは先ほどの韓国の話と同様に，システムとともに施策的にも大きな国費を投じて整備したことが大きいところと承知しております．やはり産業化しなければうまく進まないという日本の嫌なところもありますが，しかし現実をみますとここまでの経費をすぐに投入するのは不可能で，その辺を「情熱」と「工夫」でどうこなしていくかというのが，私どもに課せられた使命だと思います．

臓器提供の少ないわが国は，臓器提供推進国と死生観などがそもそも違うのかという話ですが，日本では前の先生方がご紹介されたように，自分が脳死になった場合，臓器提供したいという方が43.1％です．欧州リポートを見てみると，EUでは56％ぐらい臓器提供をしている国がありますので，これは日本とは比較になりません．ですので，峯村先生らが調べた欧米のデータと比べてみました．黒いのが「臓器提供が望ましい」，真ん中が「まあよい」という話で，日本は臓器提供先進国と，それほど意識は変わらない国であるということが大事なところです（図1）．

先ほど座長の星長先生から，僕らが新潟県知事と一緒になって取り組んでいるという大変ありがたいお話しがありました．それは何をしてきたか．ドナーアクションの図ですが，その話をする気はさらさらありません．この下線部のところが重要で，ドナーアクションではいろんなデータを出しますが，そのデータだけが重要なのではなく，やはり悲嘆にくれているご家族に，きちんと寄り添う"業"を医療機関に伝えることが仕事です．その裏付けにデータが存在するだけです（図2）．

ご覧のような救急搬入，最善の治療，予後不良の診断，家族への説明などのプロセス，すなわち当院として全てのプロセスをどのように仕立てていくか，という一連の流れから臓器提供意思を抽出することが重要

献腎移植を増やすための取り組み 39

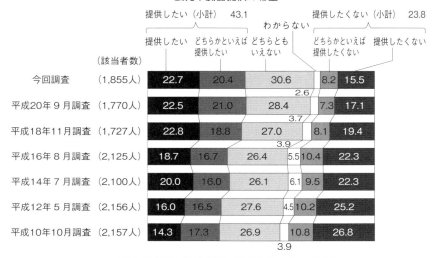

H25年内閣府世論調査 提供したい人；43.1%

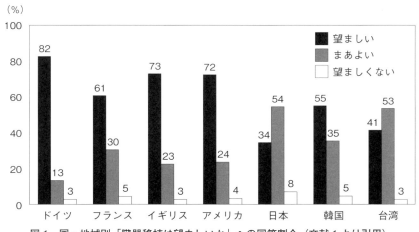

図1 国・地域別「臓器移植は望ましいか」への回答割合（文献1より引用）

な視点です．とかくわれわれはどうも予後不良後の部分だけを見ていて，その前のプロセスがどうであったか，またはどう関わってきたか，ここが重要な啓発要素だと考え新潟県で臓器提供の院内システムの構築を進

> Donor Action Foundation（ベルギー）が開発した総合ドネーションシステムです．
>
> 　DAPとは，医療機関がポテンシャルドナーとなりうる患者を識別，紹介（連絡）するため，また提供依頼（OP提示）においては，<u>いずれの家族に対しても思いやりと慎重さをもって接するために必要な資源，および技能を医療機関に提供する</u>ようデザインされたものである．

図2　DAPとは

めて12年経過したということです．それらの活動の視点を踏襲した形としてお示ししているシステム構築のための視点を並べてみました．よく考えると当たり前の話です．

　それは重症搬入において，きちんとした家族支援ができること．あるいは，病状の現状認識を即するだけのコミュニケーション能力が必要だとか，虐待の問題．星長先生の一番お得意とする，大学としての決断．それと職員教育において，20年も30年も同じ性格で生きている人を急に変えることはできませんので，意識の改革を進めるより高揚させるにはどうすれば良いかという視点です．それともう一つは，現場を支えるシステム．これはよく話題にするのですが，それを具体的にどうするかという話はなかなか聞こえてきません．臓器提供システム構築がご覧のような視点で施設整備をすることが質の高い医療機関へと変えていくのかもしれません（図3）．このようなことが大事になってくるかと思います．

　大事な視点の具体例ですが，治療限界点からの関わりではなく，救急車のハッチが開いたときから，当院としてはどのようにそのご家族に接していくか．不幸にも予後不良に陥った時にオプション提示をすることについて，信頼関係の中からそのことが無理なく行われるというシステムが生まれてきます．この一連の流れが病院開発では重要な要素です．さらにそれをどのようにサポートしてあげるのかが重要で，その仕掛け人が院内コーディネーターであるということが，大事な考え方だと思います．

　さらに，最高役席の方にも現場を守ってもらい，きちんと判断をして

- 重症搬入時の患者，および家族への心理（精神）的支援
- 初療，および治療経過中における IC と家族支援（現状認識の促進とケア）
- 児童虐待対策，および成人虐待
- それらを推進する院内体制（病院長の決断）と職員への意識の高揚
- 外因，特に異状死ガイドラインに沿った患者への対応（法医学的支援）
- 看取りの援助，および最期へのニーズ

- 臓器提供を支える院内システムと臨床支援
- 現場を支える人員の確保と責任の所在
- 外部支援員（NW や警察など）との連携とその意義の理解

医療機関の質の確保．
 ⇒ 臓器提供とは無関係に，重症患者を扱う施設としては重要なケア（対策）の視点である

図3　当院として解決（注視）する問題点

いただかなくてはなりません．しかし，昨今の移植医療の現状についてあまり情報を知らない方が中にはおられますが，やはりこういうことを理解していただくことが大事であると思います．

先ほど星長先生から，藤田保健衛生大学で移植医療支援室を立ち上げたというお話がありました．支援室の役割として，どのように横断的な仕事をしていくかということも，ある程度大きな病院では大事だと思います．そして，コーディネーターは，必ずそういった指揮命令系統に意見できる形で入り込むこと．そういった仕掛けをしていくことが大事です．

たとえば私は，新潟大学病院では移植医療アドバイザーという正式な称号をいただいていますので，院内の正式な会議に出られるということが一つの例です．簡単に言うと，大学病院などの大病院は，小さな病院の寄せ集めのような集団です．しかし英知の結集でもあります．この貴重な高度機関を，横断的に結びつけなくてはうまくいかないのが移植医療です．私が頭をひねっていろいろ考えて，結局当たり前のことが重要なことと気づき，ご覧の横断的体制構築のヒントが浮かびました（**表1**）．

大事なところだけ説明しますが，一つは，マニュアルなど，全科に共通するものは，全てワーキンググループで民主的に行うことです．それ

表 1　横断的体制構築のヒント

・脳死判定，提供マニュアルなど共通アイテムは全て WG を立ち上げ議論を経て策定し，最高役席会議レベルで確定する（民主的展開）
・各セクションがその専門性を生かし，専権事項として移植医療支援部へ報告
　　　　　　　　　　　　　　　　　　　　　　　　　（専門的診断（判断）や見解の要請）
・あくまでも専門的見解をいただくだけで，判断（責任）は病院が負う（責任の明確化）
・この連携こそ，病院の質の向上に重要な要素である（病院全体の問題意識）
・インセンティブの検討（プロの仕事としての位置づけ）
・全てが患者・家族のために活動するという意識づけ（支えの援助・終末期の援助）
・医療安全・危機管理としての位置づけ
・各科のための"ガス抜き"の検討（院内臓器評価機構の構築）
・ベンチマークの設定（目に見える成果の共有）

から，いろんな部署の先生に，いろんなお願いをするわけですので，移植医療だからこうだということではなく，その先生の専門に特化した見解やご協力をいただく．その見解の責任は，全て病院にある．こういったことが一つ大事です．

　もう一つは，プロとしてのインセンティブです．月給を上げるとかそういうことでなくても良いのです．たとえば，出張費は1回ぐらい病院が面倒をみるといったところからスタートしても良いと思います．

　それと，皆さん分かってはいるけどあまり口にしないのが，ガス抜きの検討です．特に大病院の場合です．臓器提供になると院外から心臓・肝臓・肺などの専門チームがやってきます．院内にもそういう専門の先生方がおられますので，院内臓器評価機構というようなものをあえて作り，事前に院内臓器評価を行っておけば，三次評価で院外の先生方が来られても，その病院の専門家の診たてプラス摘出チームの診たてということで，作業も早くなります．

　それと，ベンチマークと書いてありますが，目に見える指標が大切です．新潟大学医歯学総合病院の場合，1年間に4例の脳死下ドナーを出すような施設になりましたが，最初の頃医師に，「自分の病院に移植医療のガイドラインがあるか」とアンケートしたらアンケートに参加すらしなかったのです．ところが，ドナーが1例，2例と出てきて，現在は全員がガイドラインの存在を知っているところまで立ち上がってきまし

献腎移植を増やすための取り組み　43

- 大前提は共通です．救える患者さんを可能な限り助けること．
- そのためには，質の高い救命救急医療が必要です．
- しかしどうしても救命できない患者さんもいらっしゃいます．
  突然のご不幸にご家族の悲しみは計り知れません・・・・．
- 救命救急施設はこうした患者さんの看取りと悲嘆家族の心のケア（グリーフケア）を行うことも大切な仕事です・・・・．
  質の高い医療の提供には絶対に必要です．
- 施設として・チームとして「お別れの医療と心のケア」のなかで,「臓器提供」の選択肢をご家族の心情に配慮しながら提示する．そのなかで，臓器提供意思を抽出し，移植医療に結びつけていこうとする活動が「ドナーアクションプログラム」です．

図4　実は共通です　救命救急医療と臓器提供・移植医療

た．各職種全て，そういうことです．

また，死亡症例検討においても，21人の脳死の前提条件を満たした人にきちんと診断（検査）したのは7人でしたが，7人全てにオプション提示を行っていることは大変な成果です．しかし21人から7人にしか脳死診断をしていないのは何の原因だったのか．この検討を現在関係者と一緒に行っているところです．

つまり，病院が責任をもって現場を助けるということが重要です．すなわち現場の先生方が行動しやすい環境を作るのです．「きちんと守っているんだ」という病院の姿勢を，いかに目に見えるようにつくるかということが重要である，ということを言いたかったわけです．

私は新潟県内で，17施設92人の院内コーディネーターの方々と，今お話ししたようなことでお付き合いさせていただいています．これは必ず出す図ですが，私どものコンセプトです（図4）．移植医療と救急医療が分離しているのはあたりまえなのですが，私たちは，救急患者も臓器不全患者も「救える患者は可能な限り助ける」という点で共通していると考えています．さらに，どうしても救命できない患者に対しては，きちんとした看取りをやりましょう．それは施設とかチームでやるのであって，個人の努力ではないということです．もちろん先生方の気持ちは大事ですが，それを病院が支えるということで，今までしにくいとされているようなオプション提示など，いわゆるリビングウィルを無理な

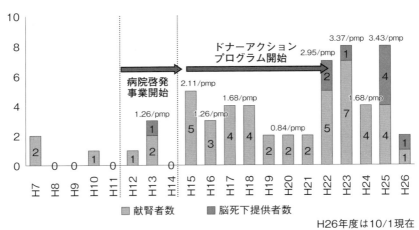

図5 新潟県における臓器提供者数(各年度4月1日〜3月31日)

く抽出できる環境ができるのです．そのことをよりうまくできるよう，コミュニケーションスキルのトレーニングをしたり，座学をしたりということを，私は群馬においては1997年から，新潟では1999年からやっています．

新潟県での臓器提供数の年次推移です(図5)．心停止下と脳死下が拮抗していますので，本日のテーマには合わないかもしれませんが，人口100万人当たり2〜3人の割合でドナーが出ているのが現状です．

また，私が着任して以降の数字ですが，昨年までに44例の心停止下と8例の脳死下に対応させていただきました．ただ大事なことは，新潟県では佐渡を除く全ての地域から，何らかの臓器提供が出ているということです．下線を引いてある箇所が脳死下多臓器提供ができる施設，囲っている箇所は心停止下のみの施設ですが，囲っている箇所が多いことが特徴的だと思います(図6)．

沖縄県での取り組み

沖縄県ですが，沖縄は院内コーディネーターの育成に力を入れ，施設

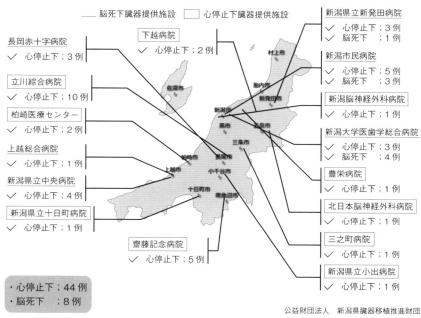

図6　新潟県，施設別臓器提供の実績（'95.4～'14.9.30）

ごとに有効な臓器提供システムの構築に努めることを目的に活動しています．特にスパニッシュモデルをトレーニングに取り入れ，（公財）沖縄県保健医療福祉事業団の予算を配分しながら，医師や看護師さんをスペインの移植医療研修（Transplant Procurement Management：TPM）に派遣しています．2006年，奇しくも私がスペインに行ったのと同じ年からこの事業が始まっているようですが，このような先生方がスペインに出かけて行き，スパニッシュモデルを理解した院内コーディネーターの方がおられる地域を作っているということです．また，その伝達講習会や新たな知見獲得のために県内で研修会が開催されます．題してTPM in Okinawa といって，私も講師として4回参加しています．

　参加者は延べ129名の医師・看護師・コメディカルの皆さんで，その内訳は85％が看護師，医師は8％，コメディカル7％の参加でした．もう一つ沖縄県でがんばっておられるのが，ドナー・ディテクションです．

表2 ディテクションでやるべきこと！

1. ICU，HCU，救命病棟，脳外科病棟などにおいて，ポテンシャルドナーの在室がないか，腎提供適応基準に沿って確認する．

2. 死亡者リストにて，前回のディテクション開催日〜今回開催前日までの間にポテンシャルドナーが入院していなかったか？　確認する．

3. 関連病棟をラウンド回診する．

　自分たちの施設にどのようなポテンシャルドナーがおられるか，きちんと病院の仕事としてチェックしてポテンシャルドナーの把握と同時に，院内への啓発を兼ねて行われております．当然，ターゲット病棟において，死亡症例をリスト化し，後刻，またはオンタイムでその症例が医学的に適応があったか否かを検討するシステムです（表2）．

　たとえば，リストの検討では，年齢や原疾患，感染症，また外来死といっても良いような急激な経過をたどった方など，臓器提供に医学的に適応したか否かを関係者の方と検討しています．総じて，この検討を通して知識の普及，情報の共有化を図っているということです（図7）．

　沖縄県の実績です．現在グラフは真っすぐですが，気持ちはU字回復をねらっているということです（図8）．

まとめ

　まとめです．新潟の見方から言いますと，国民の臓器提供意識は，提供先進国とあまり変わりません．それなのに，日本ではなぜ提供数が少ないのかが一つのポイントです．やはり，終末期医療の取り組みを，急性期においてもきちんとやりましょう．大きな病院ほど横断的なシステムを構築しましょう．意識改革が無理でも，高揚を図るような仕掛けをしましょうということだと思います．あと移植医療については，医療安全や危機管理などと一緒に考えて，実施していかなければならないということです．

献腎移植を増やすための取り組み　47

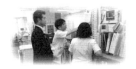
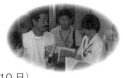

死亡者リスト（平成26年7月4日～7月10日）

入院年月日	死亡年月日	ID	名前	性別	生年月日	年齢	病棟	診療科	主治医	死亡時刻	全病名	
H26年7月1日	H26年7月4日	12345	○○ ○○	男	S43年1月11日	46	ICU	脳外	○○ ○○	12時34分	外傷性SAH 脳挫傷…	OPあり 家族辞退
H26年5月12日	H25年6月3日	56789	△△ △△	女	T5年2月22日	97	S4	呼吸器	▲▲ ▲▲	23時45分	間質性肺炎	×
H26年7月9日	H26年7月10日	0101	☆☆ ☆☆	男	S37年3月3?	52	救命	救急	★☆ ★	18時05分	肝臓癌	

入院から死亡時刻まで24時間以上経過していること！

※まずは年齢から確認！71歳以上は除外

※年齢クリアしたら病名を確認！

☆ほとんどの場合年齢で除外され，原疾患では，癌や敗血症で除外されることが多い！

図7　死亡者リストの確認

　さらに，大病院の場合，それらを統合したり，いわゆるハブ機能として移植医療支援部門を設置することが順当だと私は思います．少し藤田学園のコマーシャルも入れますと，藤田保健衛生大学の剣持先生は，全国移植医療支援部門連絡協議会というのを立ち上げ，その初代会長ということで，私も顧問として意見させていただいているところですが，こういった活動が全国で少しずつ広がりつつあります．

　沖縄県のまとめです．TPMに派遣したメンバーは，院内体制整備の中心となって活動しており，特にスパニッシュモデルを取り入れ活動しているということです．意見交換を十分行えるところまで場を持っていきました．さらには，ドナー・ディテクションの開催は，院内のドナー候補者を認識・把握することだけでなく，ドナー情報の共有化にもつながっているところが特徴の活動です．その成果としての，本日ドネーションのためお休みだったということだと思います．

　沖縄のことは少し内容が薄くなってしまいましたが，以上で裾広がり

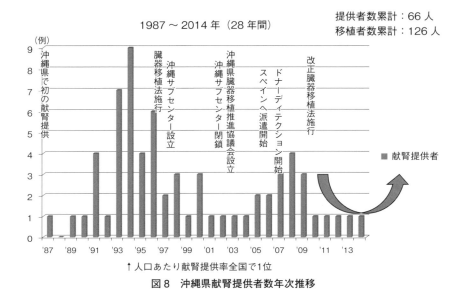

図8 沖縄県献腎提供者数年次推移

をお許しいただきながら終わりたいと思います．ありがとうございました．

文　献

1) 峯村芳樹，山岡和枝，吉野諒三，他：生命観の国際比較からみた臓器移植・脳死に関するわが国の課題の検討．保健医療科 59：304-312, 2010.

討　論

星長　ありがとうございます．非常に分かりやすく説明していただきました．今の秋山さんのお話に，何かご質問ございますか．

新潟を見ていてすごいと思うのは，先ほど図6でのいろいろな病院がありましたが，たくさんの病院をこまめにフォローしておられるということです．わが愛知県では，巨漢はポツポツとあるのですが，その施設が駄目になると，もう完全に駄目になってしまうという状況ですので，ここを何とかしなくては

いけないと思います．

　地元で言うと怒られてしまいますが，愛知県では素人コーディネーターの入れ替わりが激しく，あなたのようなプロがいないので，県の移植コーディネーターが十分機能していません．ですので，いくら知事がやれと言っても，その下の担当局が冷めている状況なのかもしれませんし，やはり愛知県の医師であるわれわれ自身が，一番問題があるのではないかと思っています．新潟県のように，新潟大学単一の組織ではなく，いろんな大学が寄り集まっていますので，協力するというよりも，引っ張りあっているほうが多いのかもしれません．

　吉村　そうすると，プロの都道府県コーディネーターを育成するには，どうしたら良いのでしょう．星長先生の言うように，かなりトレーニングは必要だと思います．それがなかなかできていないので，深く病院にも入り込めないし，そういうことがスムーズにいかないのだろうと思います．

　秋山　方法は，二つあると思います．一つは教育，いわゆるお勉強という話です．現在は，こういうことができる人，ああいうことができる人というカテゴリーで必要な学習会を組んでいるのですが，そうではなくて，何のためにその学習をするのかという，シラバスレベルから組み立てるという初歩的なところから，わが国は始めなければならないと思います．もう一つは，病院を回るということです．

　私は日本で初めての臓器移植コーディネーター玉置　勲氏の一番弟子でしたが，とにかく病院に行って，一流の救急医から医療相談を受ける人間になれと言われました．今思うと，フットワークが大事なのかなと．つまり，現場を踏むという話だと思います．やはり，人にはおしゃべりのうまい下手がありますので，それをカバーするのが情熱だったりするのだと思います．

　吉村　そうすると，やはりまず教育して，ある程度の育成期間を経た人が，各都道府県に派遣されるという形でなければな

らないと思いますね.

秋山 やはり中央のコーディネーターになるには,地方を何年か経験したほうが良いのかもしれません.

吉村 そういうシステムを作るべきだと,僕も何十年も見てきて感じます.

移植を受けて

窪山 道代[*]

待望の献腎移植と術後の困難

　献腎移植に関してはまだまだ数が少なくて，18年間移植登録はしてきましたが，私自身の年齢も年々高くなり，本音を言うと，もう移植は本当にあきらめていたのです．18年と3ヵ月透析生活をしたのですが，それが2014年の3月23日，透析生活に終わりを告げて腎移植を受けることができました．これは，本当に幸せなことだと思っています．本日は，入院中に感じたことや，退院後に思ったことを，少しお話しさせていただきたいと思います．

　まず，2014年の3月19日の深夜に，移植コーディネーターの方から連絡が入り，「移植が回ってきましたが，受けられますか」の問いかけに，考える間もなく「受けます」と答えました．あきらめていましたので，なかなか信じられないまま翌朝を迎え，早朝に，「今からすぐに透析を受けて，すぐに阪大にいらしてください」という連絡が入りました．急いで透析病院に連絡して透析を済ませ，阪大に向かいましたが，その日は検査だけで済みました．翌日の手術に備えて絶食も始まり待機していたのですが，翌日も翌々日も待機で終わりました．待機している間はほとんど何もすることがなく，お腹はどんどん空いてきますし，いつ手術が始まるのだろうという不安と，ドナーの方のことを思うと，感謝とともにやりきれない気持ちにもなりました．

　3日後にようやく手術が始まり，手術は成功したのですが，翌日ベッドから起き上がることができず，寝たきり状態でした．私の友達にも，以前移植を受けた人がいたのですが，その人は2日後には元気に歩いて

---

[*]全腎協：献腎移植体験者

いましたので，なぜ私はベッドから起き上がることができないのだろうと少し不安になりました．血液検査をすると，血小板の数が10分の1まで減っていることが分かりました．その翌日から，血漿交換と輸血が始まりましたが，なかなか血小板の数は増えず，主治医の先生も原因が分からず頭を抱えておられました．免疫抑制剤のグラセプター®が合わないのかもしれないということで，ネオーラル®に替わりました．それでも血小板の数が増えず，先生からは「もしもの場合は移植した腎臓を取り除くかもしれませんので，ご家族の方を呼んでください」と言われ，術後の苦しさとショックで「移植手術なんか受けなければ良かった」と，そのときは本当に思いました．

　2週間ほど血漿交換と輸血が続いたのち，ようやく徐々に血小板の数が増えてきました．術後17日目に血小板の数が5万まで増えてきたので，早速腎生検をしていただきました．ところが，腎生検後2時間を過ぎたころ，急に血圧低下とアナフィラキシーショックで呼吸ができなくなり，足を高く上げて酸素吸入をしていただき，やっと落ち着くことができました．翌朝顔を洗おうと起き上がった途端，生検の針を刺したところからポタポタと出血し，またもや輸血になりましたが，生検の結果，拒絶反応の問題などはなかったのでホッとしました．

　入院生活で，もう一つ大変だったことがあります．それは1日3リットルのお水を飲むことです．18年間の透析生活で水分制限をしてきたので，体が水を受け付けず，あれだけ飲みたいと思っていた水ですが，飲めと言われてもなかなか飲めません．透析中は，体重が2kg以上増えたことはなかったのに，毎日3リットルも水を飲んでいたら8kgも増え，体はパンパンにむくみ，肺に水がたまって息苦しくなるわで大変でした．透析で2kgほど除水してもらい，残りは点滴に利尿薬を入れてもらって，徐々に元に戻りました．それでも退院するまで毎日3リットルの水を飲むのは大変でした．今は，毎日2リットル以上は飲むよう心掛けています．他にもいろいろありましたが，入院中は大変な思い出ばかり残っています．それでも先生や看護師の方々，移植コーディネー

ターさんなど，皆様に助けていただき，入院中の身の回りの世話や退院後のことなど，いろいろ教えていただいて，入院生活を乗り切ることができました．今となっては，良い思い出です．

ドナー様に感謝．大切な命を大事にしていきたい

　退院後，半年間は無理ができず，家事も思い通りにできませんでした．食事制限や感染に気をつけるため，人込みに出て行かないなどの制限はありましたが，週に3回の透析のことを思うと，時間にゆとりもできて，生活の質も変わってきたように思います．術後7ヵ月を過ぎたころから体の疲れやだるさもなくなり，仕事や趣味の時間も多く取れるようになりました．また，合併症の不安も少なくなりました．傷口が治りにくかったり，風邪をひくと長引いたりはしますが，今は移植を受けて良かったと心から思います．腎臓を提供してくださったドナーの方には，感謝の気持ちでいっぱいです．

　術後半年後の腎生検で拒絶反応の値が出てしまい，まだ落ち着いたとは言えませんが，せっかくいただいた大切な命ですので，この先5年，10年，15年と，大切にしていきたいと思います．また，私の経験が，一人でも多くの方のお役に立てれば幸いです．今は，糖尿病から透析生活になる患者さんが多く，いろんな合併症に苦しみ，毎年亡くなる方もたくさんおられます．移植によって一人でも多くの患者さんが救われることを祈って，私の体験談を終わらせていただきます．ありがとうございました．

討 論

　星長　ありがとうございました．18年間の透析生活ののち，移植を受けられて，今どうですか．

　窪山　元気です，おかげさまで．

　星長　お気持ちはどうですか．移植なんかしなかったら良かったということはないですね．

　窪山　移植直後は，しなければ良かったと思ったこともありましたが，今は移植手術を受けて良かったと思います．

　吉村　一つだけ質問させてください．さっき理事会でも少し議論があったのですが，脳死からの臓器のほうが総論的には質が良くて，心臓死からの臓器はやはり少しハンディがあるだろうと言われています．そういうことを，臓器提供の話が来たときパッと考えて，「脳死だったら良いけど，心臓死だったら嫌だな」という感じでしたか．僕自身は，やはり一刻でも早く，移植手術を受けたいという気持ちが，先に立つのではないかと思うのですがいかがでしたか．

　窪山　脳死，心臓死の区別はありませんでした．

　吉村　それがお聞きしたかったのです．やはり，移植を待つ患者さんは，18年間待っていたら，機会があればそれを絶対に逃すことはないと思うし，トータルの献腎が増えることが，患者さんにとって一番良いことなので，これは脳死だから絶対に質が良いので，心臓死よりも優先しようとか，そういうことを患者さんに対して考える必要はないと思います．

総合討論

司会　吉村了勇[*1]，星長清隆[*2]

発言者
- 吉開俊一　　（国家公務員共済組合連合会新小倉病院脳神経外科）
- 秋岡清一　　（近江八幡市立総合医療センター）
- 山本　登　　（特定非営利活動法人日本移植者協議会前理事長）
- 秋山政人　　（新潟県臓器移植推進財団臓器移植コーディネーター）
- 窪山道代　　（全腎協：献腎移植体験者）
- 絹川常郎　　（独立行政法人地域医療機能推進機構中京病院院長）

（以上，発言順）

[*1] 京都府立医科大学大学院移植・再生外科学
[*2] 藤田保健衛生大学

星長 順番にお聞きしたいと思います。演者の方々で、お互いに何か聞きたいことや、コメントなどございますか。

私は、いつも吉開先生のお話を伺って感銘を受けていますが、なかなかこれだけのことを話していただける、脳外科の先生はいらっしゃいません。おそらく脳外科の中でも、非常に貴重な先生だと思います。私が心配しますのは、吉開先生は脳外科学会の中でいじめられたりしていませんか。

吉開 自分はミュータントだと自認していますので、そこはどのように言われても、正しいことを言っているのだと考えています。

星長 本当にありがたいと思います。先生はよく、「脳死ばかり言うな、心停止もあるんだぞ。心停止をターゲットにすればもっと臓器が増えるぞ」ということを、世界中で言っておられる気がするのですが。

吉開 それは結局、臓器別の待機人数を見てそうだと言うことです。1万2千人以上の方が腎臓提供を待っていて、脳死と心停止を同じように扱うのはおかしいのではないかというのが、私のそもそもの考え方です。

星長 先生をそこまで駆り立てたものというのは、そこにおられた杉谷先生の影響ですか。

吉開 最初杉谷先生とお会いして、何か熱い先生だなと思ったのですが、大きなきっかけはやはり、自分自身が臓器提供のルールを知らなかったことです。もしルールを知っていたら待機者を助けられたのに、知らなかったのでオプション提示しなかったことを、自分で恥じたのです。臓器提供のルールと手順に問題がないことを知っていれば、今まで多くのドナー候補の患者さんがいたのにと思い、このような活動をするようになりました。

星長 私の10年先輩で、神野哲夫先生という脳外科医がおられます。彼はよく、「なぜ俺が臓器を提供するかというと、

提供することによって脳外科のレベルが上がるからだ」ということを，盛んに言っていました．下の者は，たまらないといったような顔をしていましたが，でも，神野先生のおられる間は，コンスタントに腎臓のドナーが出てました．

　次に秋岡先生．滋賀では臓器移植がそれほどアクティブではないのかもしれませんが，その中でがんばっておられます．何か方策がありますか．

　秋岡　やはり滋賀はまだ，それほどアクティブではないのですが，私のいる施設は，移植施設であり提供施設ですので，院内で移植を行っていることを，皆さんが知ってくれています．ですので，いわゆる brain death の方がありましたら，私に自然と相談がきます．そういう体制ができているということは，臓器提供に対して非常に強みだと思っています．

　先ほども，星長先生がおっしゃいましたが，移植に対する認識の高い国，opting out 方式を採用している国では，臓器提供をするのが当たり前で，移植が一番最適な治療だと理解している国では，生体移植の件数も多いし，臓器提供も多いので，積極的にといっても生体移植が中心になるのですが，それで腎移植しているということを皆に示しながら，さらに臓器提供があったときには先導していきます．それから，いざ移植手術が発生したときには表に出られないので，普段から啓発ということを念頭に，陰に立って旗を降り続けるしかありません．私も学会を通じて吉開先生のような理解者にお会いできて，常に学会でご指導いただいているのですが，院内にもやはり脳外科でそういったことに興味を持ってもらえる先生や救急医を増やしたいと思っています．救急医の循環器の部長は，蘇生後脳症の症例があったときには，必ずオプション提示してくれていますので，微力ですが院内からそういうのを少しずつ増やして，滋賀県全体に広げたいと思っています．

　星長　ありがとうございます．この中に内科の先生はおられ

ますか．私は，「日本の透析技術は世界一で，患者さんの多くは満足している．だから移植を希望しないんだ」とよく言われます．もちろん，透析技術は世界一だと分かっていますが，それでもやはり，透析より移植のほうが良いと私は思っています．そうではないという方は，おそらくこの中にはおられないと思います．本当に，生体腎移植ですらアメリカや韓国に負けています．これはやはり，われわれの努力が足りないということだと思います．

何かフロアからご意見ございますか．山本さん，いかがですか．2回移植されていますが．

山本 先ほど星長先生が，アメリカの心停止での献腎の話をされましたが，2012年の毎日新聞の連載の中に，非常に気になる記事がありました．記事の通りに，ちょっと読ませていただきます．「心停止移植は，脳死とは別のルートで実施される．脳死になれば，通常の脳死移植が行われる．難しい脳死概念が前提ではなく，理解されやすい」．これは心停止のことだろうと思います．ベルギーでの2011年の統計では，家族が臓器提供を拒否する割合は，脳死が12％なのに対し，心停止では8.9％とやや低いという結果でした．それともう一点，これも新聞の記事ですが，「医学的に難しい懸念である脳死とは異なり，伝統的な心停止は家族も受け入れやすく，ベルギーでは家族による臓器提供拒否率が，脳死の場合より低い」．このように，欧米でも脳死下より，心停止下のほうが臓器が出やすいということを言っているわけです．先ほども申しましたように，日本人はまだまだ心臓死が人の死であるということですので，こういったところを踏まえて，やはり脳死下と心停止下を公平にオプション提示するということが，まず基本になる必要があるのではないかと思っています．

星長 ありがとうございます．ただ，少し日本が欧米と違うのは，スペインなどでいう心停止というのは，本当に道路で倒

れて心臓が止まっているのを，心臓マッサージしながら連れてきて，病院で体内灌流，血液による灌流を行い，家族が到着して臓器提供するかしないかを聞いて，それで家族がオーケーすれば臓器を摘出する．ノーと言えばそのまま機械を外してしまう．そういうことが日本と違うのです．日本の心停止の場合，本当に自然死を待っていますので，1ヵ月も2ヵ月もその状態が続くと，下手をすると臓器が半分ぐらい使えなくなる可能性もあります．そういうことをしてまで，非常に貴重な臓器をいただいていますので，少し欧米の心停止と質が違います．彼らもかなりリスクが高いことをやっていますが，日本と欧米では，臓器の質が違うということも，われわれは知っておかなければいけないと思います．

吉村 では，演者の方に順番に伺います．まず，心停止ドナーを増やすにはどうすれば良いかということについて，一点ずつ，これだというのを，簡単に言っていただけますか．吉開先生いかがでしょう．

吉開 一言で言いますと，明後日，私がシンポジウムの中で話すようなパンフレットを，ぜひ作っていただきたいです．それをオプション提示のあとに手渡すだけで，家族がコーディネーターと会ってみようかという気になる．このような活動を進めることが，一番身近にできることだろうと思います．

吉村 理解しやすいパンフレットを作るということですね．

吉開 そうですね．

吉村 次に，秋岡先生いかがでしょう．

秋岡 当院では，院内の問診票で，ドナーカードの所持の有無を確認するようなシステムはあるのですが，それがまだ実際には運用されていません．

吉村 入院患者さん全員に，臓器提供の意思があるかないかを確認するということですね．

秋岡 チェック欄はあるのですが，それをチェックしたまま

放置していて，電子カルテ上に反映していないとか，いろんな問題点が院内で浮上してきていますので，そういうところから切り込みをしていかなければならないと考えています．

吉村 病院としての取り組みということですね．秋山先生，いかがですか．

秋山 私は一貫して，救急における看取り医療の充実です．プロとして，危篤となった患者さんをどう送って差し上げるかということです．

吉村 それが誰が負うというか….

秋山 主語は救急側です．

吉村 救急医がということですね．窪山さん，移植を受けられた立場として，心臓死ドナーを増やすには，どういうことを希望しますか．これはちょっと窪山さんには無理な質問かもしれませんが．

窪山 そうですね．でも，透析期間中はドナーカードなどをあちこちで配ったりしていました．ですので，移植のことについても，少なからず勉強はしていたのですが，自分が移植を受けさせてもらえるとは全く思っていませんでした．

吉村 啓蒙というか，いわゆる情報ですね．ありがとうございます．もう一つ全員にお聞きしたいのは，インセンティブについてですが，インセンティブを日本でも導入するほうが良いでしょうか．

吉開 家族にですか．

吉村 提供した家族にもですが．

吉開 私は，おそらく日本では世論が許さないと思います．「お金で臓器を買う気か」と必ずメディアに言われて，叩き潰されると思います．

吉村 韓国はそういうことはないのですか．

星長 あるかもしれませんが，それは彼らも一つの問題点として指摘していまして，やはり貧しい人が提供する傾向がある

ということは言っています．

吉村　ただ，良いように考えれば,「あの亡くなられた，臓器を提供された方は立派だね．そのぐらいやったら良いじゃないか」というような世論になるかどうか．これは一つの賭けですね．

吉開　メディアは必ず負の方向の記事を書きますので，そこは控えたほうが良いと思います．

吉村　日本での導入は難しいということですね．秋岡先生はいかがですか．

秋岡　家族に対するインセンティブについては，吉開先生が言われたように少し問題があると思います．ただ病院に対しては，DPCの点数を少し考慮するだけでも全然違いますので，そういうものであれば可能だと思います．あと，病院の格付け的なことで，私が八幡の病院に赴任したときに，ちょうど病院機能評価があり，臓器提供に対する取り組みができていないと，病院機能評価として評価されないという項目があり，それを理由に病院のマニュアル等を大学からもらってきて作った経緯があります．

吉村　今もありますね．すでにそういうシステムができているにもかかわらず，これだけ臓器提供が進まないというのは，やはり機能していないわけで，それはインセンティブがないからではないかという気がします．

秋岡　それは，機能評価の値打ちが低いだけなのかもしれません．厚生労働省の別な方法で病院機能評価を行う，要するにDPCの点数を上げるような形になれば，インセンティブになると思います．

吉村　機能評価に，もっと多くのものを持ち込むということですね．次に秋山先生，いかがですか．

秋山　家族側に対しては，皆さんと同意見ですが，僕は医療側に，保険診療などのインセンティブを与えるべきだと思って

います．実際にドナーアクションを行っていたり，移植医療支援部門を持っている施設では，施設基準に相当するような仕組みや，医師の努力義務といったものは，ある程度データをまとめていますので，そのうち保険診療化やDPCなどに組み込むべきという議論が生まれてくるのではないかと期待しています．

　吉村　医療側に，インセンティブをもっとつけるべきだということですね．

　秋山　ポテンシャルドナーの通報などは情報提供料とかそういう意味合いですね．

　吉村　ありがとうございます．ではフロアから，自分はこういう意見だというのがあれば，積極的に発言していただけたらありがたいです．まず心臓死ドナーを増やすには，僕だったらこうすると，自分が厚生労働大臣になったつもりで言っていただけたらと思います．何か良いアイデアをお持ちの方はいらっしゃいませんか．

　星長　私は心停止だけを増やすというのではなくて，当然5類型病院ではまず脳死から入っていって，それで駄目なら心停止で良いと思うのです．それよりも最近忘れがちなのは，5類型以外の病院に対するアプローチです．無視してしまっているのではないでしょうか．5類型以外だと，心停止しか選択肢がありませんので，ここへのアプローチが一番早いかもしれないという気もします．

　吉村　ありがとうございます．他にどうぞ，秋山さん．

　秋山　新潟のことではありませんが，脳死ドナーがこれだけ出てくると，移植側の話ですが，臓器のバイアビリティーの判定基準がどんどん上がってきて，昔は提供できた心停止ドナーの臓器がスキップされがちになってしまう．それは時代の流れだから仕方ない部分もあるのですが，ただ救急側から見ると，「あれ，この前は移植したのに今回はやらないの」ということで，負のサイクルを生む場合がある気がします．ですので，移植を

断る場合も，その理由がきちんと理解されるような断り方が必要だと思います．

吉村 そういう負のサイクルに陥っている地域もあるのでしょうか．

秋山 それは難しい質問です．いや，簡単なんですけど難しいですね．

吉村 そうですね．でも，先ほど窪山さんがおっしゃったように，自分が移植を受ける立場のときは，そういうことは一切考えないで，早く受けたいと思うわけです．

秋山 それなのに提供者自体を，スキップしてしまう．

吉村 そうですね．だから，そこが駄目だと思うのですが，現状ではそうなってしまっているので，何か方策があれば提言をしたいというのがこのシンポジウムのポイントです．

絹川 中京病院の絹川です．別の会議に出ていましたので，少しピントの外れたことを言うかもしれません．心停止ドナーを増やすというのは，もうこれはギリギリのところだと思います．私も星長先生も，一緒に困難な条件の心停止ドナーからの腎提供のプロモーションをやってきたわけですが，私も年を取り最近は病院管理者の仕事が中心で，現場で手術に口を出す機会もほとんどない状況です．その上，これだけ心停止下の臓器提供が少ないと，技術を持っている人間が，後継者に伝えることができなくなるという問題に直面しています．もうあと数年もすれば，「そんなもの見たこともない」という移植医が大半という時代がくるのではないかと思うのです．つまり，一つのチームだけではもう臓器提供に対応できないような状況になってきていますので，もしもう一度取り組むならもう本当に皆で，県の中で一つのチームをきちんと作って，次世代につないでいかなければ危ない気がします．

それから，移植コーディネーターにも同様の問題を感じています．自分の病院の場合，昔は，「今，心停止した患者の家族が，

腎臓をあげたいと言っているのですがどうしましょうか」と言われ，それからICUに走っていっても間に合ったのです．でも最近は，心停止で臓器提供の可能性がありますけどとコーディネーターに相談すると，脳死下提供の現場を基準として考えている若いコーディネーターたちは，まず，「脳死のクライテリアをきちんと満たしているか．そうであれば，説明しましょう」というニュアンスになってきています．世代替わりしていることを本当に感じています．そこも含めて，もう技術継承に関して危うい時期ですが，日本では脳死がいくら主流になりつつあるといっても数が少ないので，やはり心停止もやらなければいけないと思います．私も，危機感を持ってはいるのですが，なかなか具体的な行動ができなくて申し訳ないです．以上の二つが，いつも感じていることです．

吉村 ありがとうございます．確かにsurgeryというのは技術の伝承です．これは脈々と続けなければならない技術ですので，がんばらないといけないと思います．

それでは時間が終わりに近づいてきましたので，このシンポジウムのサマリーをしたいと思います．患者さんやそのご家族に理解しやすい，脳死と心臓死での臓器提供の選択肢を含めたパンフレットを作成，提供して，それによってオプション提示をスムーズに行う．そのためには，脳外科の先生方の熱意がやはり必要であろうと．そして心臓死での臓器提供をいかに増やしていくかについては，ある程度のインセンティブは，許容範囲内で実施するべきだろうといったことが，今提言されたと思います．

このテーマは，ひょっとすると来年もやるべきテーマになっているかもしれませんが，本日このような時間を取って，また多くの方々に参加していただき，有益な議論ができたと思います．これで腎移植連絡協議会を終わりたいと思います．どうもありがとうございました．

＜編集者略歴＞
吉村了勇（よしむらのりお）

現　職　京都府公立大学法人 理事
　　　　　京都府立医科大学 副学長
　　　　　京都府立医科大学附属病院 病院長
　　　　　京都府立医科大学大学院移植・再生外科学 教授

現在の所属　京都府立医科大学大学院医学研究科移植・再生外科学講座
　　　　　　　医学部附属病院移植一般外科

学　歴
1978 年 3 月	京都府立医科大学卒業　医師国家試験合格・医師免許取得
1983 年 3 月	京都府立医科大学大学院博士課程修了（外科系専攻），博士号取得
	博士論文：クローン化されたヒト T 細胞由来の免疫制御因子の解析

研究と職歴
1978 年 4 月 ～ 1979 年 3 月	京都府立医科大学外科 研修医（橋本　勇教授の指導）
1979 年 4 月 ～ 1983 年 3 月	京都府立医科大学 大学院生（外科系専攻，橋本　勇教授指導）
1980 年 ～ 1982 年	大阪大学医学部病理病態学 大学院課程（岸本忠三教授の元に国内留学）
1983 年 4 月 ～ 10 月	京都府立医科大学第 2 外科 修練医
1983 年11月 ～ 1985 年11月	米国（ヒューストン）
	テキサス州立大学医学部外科・免疫移植部　留学
	(Research Scientist, Barry D.Kahan 教授の元)
1985 年12月 ～ 1995 年 6 月	京都府立医科大学第二外科 助手（岡　隆宏教授）
1992 年 1 月 ～ 1994 年 3 月	京都府立与謝の海病院外科 副医長（京都府立医科大学第二外科助手併任）
1989 年 4 月 ～ 9 月	米国テキサス州立大学,ネブラスカ州立大学へ（Clinical Fellow として派遣）
（4 月 ～ 6 月）	テキサス州立大学医学部外科・移植部 客員講師
（7 月 ～ 9 月）	ネブラスカ州立大学医学部外科肝臓移植部 客員講師(Bayers W.Shaw Jr. 教授の元)
1995 年 7 月 ～ 1998 年 3 月	京都府立医科大学第二外科 学内講師
1998 年 4 月 ～ 1999 年 3 月	京都府立医科大学第二外科 講師
1999 年 4 月 ～ 1999 年 7 月	京都府立医科大学第二外科 助教授
1999 年 8 月	京都府立医科大学第二外科 教授
1999 年 9 月 ～ 2003 年 3 月	京都府立医科大学移植，内分泌外科学教室 教授
	腎移植センター長兼務
2003 年 4 月 ～ 現在	京都府立医科大学
	大学院医学研究科移植・再生外科学講座 教授
	医学部附属病院移植一般外科 教授
	腎移植センター長 兼務
2005 年 4 月 ～ 現在	附属病院血液浄化部 部長兼務
2006 年 4 月 ～ 2008 年 3 月	附属病院手術部 部長兼務
1989 年 7 月 ～ 1999 年 6 月	テキサス州立大学医学部外科臓器移植部 客員教授
2001 年 4 月 ～ 2004 年 3 月	富山医科薬科大学 非常勤講師
2015 年 4 月 ～ 現在	京都府公立大学法人 理事
	京都府立医科大学 副学長
	京都府立医科大学附属病院 病院長

認定医　日本外科学会（1998 年 2 月 ～ 現在）
　　　　　日本透析医学会（1991 年 4 月 ～ 現在）
　　　　　日本消化器外科学会（1994 年 6 月 ～ 現在）
　　　　　日本乳癌学会（1998 年 2 月 ～ 現在）
　　　　　日本臨床腎移植学会（2008 年 1 月 ～ 現在）

専門医　日本外科学会（2002 年12月 ～ 現在）
　　　　　日本乳癌学会（2000 年 9 月 ～ 現在）

指導医　日本外科学会（1994 年12月 ～ 現在）
　　　　　日本透析医学会（1992 年 6 月 ～ 現在）
　　　　　日本がん治療認定医機構暫定教育医（2008 年12月 ～ 現在）

所属学会
国内学会
1978 年 ～ 現在	日本外科学会
1980 年 ～ 現在	日本移植学会
1980 年 ～ 現在	日本免疫学会
1980 年 ～ 現在	日本癌学会
1982 年 ～ 現在	日本臨床免疫学会
1983 年 ～ 現在	日本臨床腎移植学会
1985 年 ～ 現在	日本透析医学会
1988 年 ～ 現在	日本臨床外科学会
1989 年 ～ 現在	日本消化器外科学会
1991 年 ～ 現在	日本乳癌学会
1993 年 ～ 現在	日本臓器保存医学生物学学会
1996 年 ～ 現在	日本癌治療学会
1999 年 ～ 現在	日本膵・膵島移植研究会
1999 年 ～ 現在	日本肝移植研究会
1999 年 ～ 現在	日本異種移植学会
1999 年 ～ 現在	日本小腸移植研究会
2000 年 ～ 2008 年	日本再生医療学会
2000 年 ～ 現在	日本腎臓学会

国際学会	1985 年～現在	国際移植学会
	1987 年～現在	国際臨床免疫学会
	1988 年～現在	アメリカ移植外科医学会（ASTS）
	1988 年～現在	アメリカ移植医学会（ASTP）
	1989 年～2001 年	アメリカ免疫学会（AAI）
	1991 年～現在	ヨーロッパ臓器移植学会（ESOT）
	1991 年～2001 年	国際臓器分配学会（SOS）
	1993 年～2001 年	外科研究学会
	1993 年～現在	アジア臓器移植学会
	2002 年～現在	アメリカ外科学会（ACS）
顧 問	2001 年～現在	京都透析医学会
	2004 年～現在	日本移植コーディネーター協議会
理事長	2012 年～現在	日本臨床腎移植学会
理 事	2004 年～現在	京都腎臓病総合対策協議会
	2003 年～2007 年	日本移植学会
	2007 年～現在	日本臨床腎移植学会
常任幹事	2002 年～2007 年	日本臨床腎移植学会
評議員	1991 年～現在	日本移植学会
	1998 年～現在	日本臨床外科学会
	1998 年～現在	日本乳癌学会
	1999 年～現在	近畿外科学会
	2000 年～現在	日本外科学会
	2000 年～現在	日本臓器保存生物医学会
	2000 年～現在	日本小児腎不全学会
	2000 年～現在	日本臨床免疫学会
	2001 年～2008 年	日本再生医療学会
	2003 年～現在	日本腎臓財団
	2004 年～現在	日本腎臓学会
世話人	1994 年～現在	京滋移植透析懇話会（1999 年より代表）
	1994 年～現在	京滋乳癌研究会
	1997 年～現在	京都腎免疫研究会
	1998 年～現在	乳癌懇話会
	1998 年～現在	関西乳癌放射線治療研究会
	1999 年～2001 年	日本腎移植臨床研究会（日本臨床腎移植学会に名称変更）
	1999 年～現在	日本膵，膵島移植研究会
	1999 年～現在	日本小腸移植研究会
	1999 年～現在	日本移植遺伝子研究会
	2000 年～現在	日本肝移植研究会
	2000 年～現在	関西小児腎不全移植研究会
	2002 年～現在	日本異種移植研究会
	2004 年～現在	西日本組織移植ネットワーク
編集委員	1998 年～現在	移植（日本移植学会雑誌）
	2000 年～現在	"Renal Transplantation"
	2000 年～現在	京都府立医科大学雑誌
	2001 年～現在	Editor "Transplantation Proceedings"
	2009 年～現在	Editor "Journal of Transplantation"
大会長	2004 年 2 月	第 7 回日本異種移植研究会（京都）
	2006 年 9 月	第 28 回日本小児腎不全学会（滋賀）
	2007 年 2 月	第 40 回日本臨床腎移植学会（金沢）
	2008 年 3 月	第 35 回日本膵・膵島移植研究会（京都）
	2010 年10月	第 46 回日本移植学会（京都）
委 員	2003 年 8 月～2011 年12月	社団法人日本臓器移植ネットワーク移植施設委員会
諮問委員	1995 年 7 月17～19日	第 3 回国際臓器分配学会（Paris）
組織委員	1996 年 4 月13日～18日	
	Horizon in Transplantation（Grand Cayman）	
	1998 年 10月20日～23日	
	The 7th International Alexis Carrel Conference（Kyoto, Japan）	
	2001 年 7 月22日～27日	
	The International Conference on Transplantation（Nagoya, Japan）	
	2002 年 4 月21日～25日	
	Horizon in Transplantation From Theory To Practice（Florida, USA）	
名誉と受賞	1988 年	第 4 回京都府医学会 学術奨励賞銀賞（主任研究）
	1989 年	テキサス大学医学部 外科免疫移植部客員教授
	1990 年	日本学術振興会，学術奨励賞
	1992 年	第 8 回京都府医学会 学術奨励賞金賞（分担研究）
	1996 年	第 12 回京都府医学会 学術奨励賞銀賞（分担研究）
	2004 年	臓器移植対策の推進により厚生労働大臣 感謝状を受ける．

社会に対する功績
外科学会　・評議員　　　　　　　　　　　　　　2000 年～現在
　　　　　・専門医認定委員・予備試験委員　　　2006 年 4 月～現在
　　　　　・指定施設地区審査委員　　　　　　　2004 年 4 月～現在

星長清隆
（ほしながきよたか）

現　職	藤田保健衛生大学 学長	
学　歴	1975 年 3 月	慶應義塾大学医学部 卒業
職　歴	1975 年 4 月	慶應義塾大学医学部 泌尿器科学教室 入局
	1976 年 5 月	国家公務員共済組合連合会立川病院泌尿器科
	1977 年 6 月	国立大蔵病院外科
	1978 年 6 月	都立清瀬小児病院泌尿器科
	1982 年 1 月	国家公務員共済組合連合会立川病院泌尿器科
	1983 年 7 月	米国ヴァージニア医科大学移植血管外科 fellow
	1986 年 4 月	都立清瀬小児病院泌尿器科
	1990 年 6 月	藤田保健衛生大学医学部泌尿器科学講座 講師
	1994 年 4 月	藤田保健衛生大学医学部泌尿器科学講座 助教授
	2000 年 4 月	藤田保健衛生大学医学部泌尿器科学講座 教授
	2006 年 2 月	藤田保健衛生大学病院 副院長
	2009 年 2 月	藤田保健衛生大学病院 病院長
	2014 年 4 月	藤田保健衛生大学 学長
専門分野	腎移植，移植免疫，臓器保存，一般泌尿器科，小児泌尿器科など	
所属学会	国際移植学会	
	日本移植学会	
	日本泌尿器科学会	
	日本小児泌尿器科学会	
	日本臨床腎移植学会など	

<演者略歴>

吉開俊一（よしかいしゅんいち）

現　職	国家公務員共済組合連合会新小倉病院脳神経外科　部長	
学　歴	1984年3月	九州大学医学部 卒業
	1991年3月	九州大学医学部臨床大学院 卒業
職　歴	1984年6月	九州大学医学部脳神経外科教室 入局
	1985年12月	山口赤十字病院脳神経外科
	1991年1月	米国オハイオ州 Case Western Reserve 大学分子生物学部門
	1992年10月	下関市立中央病院脳神経外科
	1993年4月	九州大学医学部付属病院脳神経外科
	1993年9月	麻生飯塚病院脳神経外科
	1995年12月	下関市立中央病院脳神経外科
	2000年9月	麻生飯塚病院脳神経外科
	2002年4月	下関市立中央病院脳神経外科　部長
	2003年12月	医療財団法人小文字病院脳神経外科　部長
	2008年1月	医療財団法人新小文字病院脳神経外科　部長
	2009年5月	現職
専門分野	脳神経外科全般，脳血管障害，脳腫瘍など	
所属学会	日本脳神経外科学会専門医	
	日本脳神経外科コングレス	
	日本脳卒中の外科学会	
	日本移植学会	
	日本臨床腎移植学会	

秋岡清一（あきおかきよかず）

現　職	近江八幡市立総合医療センター外科　部長	
	京都府立医科大学移植一般外科　客員講師，臨床教授	
学　歴	1988年3月	京都府立医科大学医学部 卒業
	1997年3月	京都府立医科大学大学院医学研究科（博士課程）修了
職　歴	1988年4月	京都府立医科大学附属病院第2外科 研修医
	1989年4月	京都第一赤十字病院外科 研修医，レジデント
	1992年4月	京都府立医科大学附属病院第2外科 修練医
	1997年2月	米国テキサス大学医学部移植・免疫学講座
		（Prof. B. D. Kahan）研究員
	1999年1月	京都府立医科大学附属病院第2外科 研修員
	1999年3月	明石市立市民病院外科 副医長
	2000年4月	明石市立市民病院外科 医長
	2000年9月	京都府立医科大学附属病院移植・一般外科 助手
	2001年4月	京都府立医科大学附属病院腎移植センター 助手
	2001年6月	京都府立医科大学附属病院腎移植センター 学内講師
	2006年6月	京都府立医科大学附属病院腎移植センター 講師
	2007年4月	近江八幡市立総合医療センター外科　部長
専門分野	腎移植，腎不全外科，外科学一般	
所属学会	日本移植学会評議員	
	日本臨床移植学会評議員	
	日本外科学会	
	日本透析医学会	

秋山政人(あきやままさと)

現　職	公益財団法人新潟県臓器移植推進財団	
学　歴	1989 年 3 月	長野大学産業社会学部社会福祉学科（医療福祉学専攻）卒業
表　彰	1998 年 8 月	ぐんま臓器移植推進財団理事長，群馬県知事表彰 「臓器移植医療の推進に寄与」
	2014 年 4 月	平成 26 年度文部科学大臣表彰科学技術賞理解促進部門 「地域医療機関を中心とした献腎移植の普及啓発」

所属学会・団体役員等
一般社団法人日本移植学会代議員
日本臨床腎移植学会評議員，コーディネーター部門幹事長
日本組織委移植学会
（公社）日本臓器移植ネットワーク理事
日本移植コーディネーター協議会（JATCO）副会長

臓器提供関連資格
臓器幹旋委嘱（ドナーコーディネーター）（1995 年～）
Donor Action Train-The-Trainers Course 修了（ベルギー 2002 年 4 月）
Transplant Procurement Management（TPM）Advanced Course 修了
　　　　　　　　　　　　　　　　　　　　　　　（スペイン 2006 年 11 月）

非常勤講師等
新潟大学大学院腎泌尿器病態学分野　非常勤講師（泌尿器科）
新潟大学大学院地域予防医学講座法医学分野　非常勤講師（法医学）
新潟医療福祉大学　非常勤講師（医学概論・内科学）
新潟県警察学校外部講師（強行犯法医専科，および交通捜査専科）

作業班・研究班等
厚生労働省「臓器移植に係る普及啓発に関する作業班」班員
厚生労働省「臓器提供意思登録システムに関する作業班」班員
平成 11 年度厚生科学研究事業北川分担研究「臓器移植の社会的資源に向けての研究」研究協力者（平成 12 年終了）
厚生労働科学研究費補助金（免疫アレルギー疾病予防等・治療研究事業　移植医療研究分野）高橋分担研究　移植医療の社会基盤整備に関する研究「DAP の検証」に関する研究研究協力者（平成 25 年終了）
平成 26 年度厚生労働科学研究費補助金「適切な臓器提供を可能とする院内体制整備とスタッフの教育研修プログラムの開発に関する研究」研究協力者